Procedimentos de enfermagem
e o cuidado centrado no paciente e na família

Dados Internacionais de Catalogação na Publicação (CIP)
(Simone M. P. Vieira - CRB 8ª/4771)

Costa, Sabrina Ottenio da
   Procedimentos de enfermagem e o cuidado centrado no paciente e na família / Sabrina Ottenio da Costa. – São Paulo : Editora Senac São Paulo, 2021. (Série Apontamentos)

   Bibliografia.
   ISBN 978-65-5536-930-4 (impresso/2021)
   e-ISBN 978-65-5536-931-1 (ePub/2021)
   e-ISBN 978-65-5536-932-8 (PDF/2021)

   1. Enfermagem – Técnica I. Título. II. Série.

21-1412t   CDD – 610.730698
                                            BISAC MED058000

Índices para catálogo sistemático:

1. Auxiliares técnicos de enfermagem : Procedimentos : Ciências médicas   610.730698
2. Enfermagem : Auxiliares técnicos : Procedimentos : Ciências médicas   610.730698

SÉRIE APONTAMENTOS

Procedimentos de enfermagem
e o cuidado centrado no paciente e na família

Sabrina Ottenio da Costa

Editora Senac São Paulo – São Paulo – 2021

Administração Regional do Senac no Estado de São Paulo
Presidente do Conselho Regional: Abram Szajman
Diretor do Departamento Regional: Luiz Francisco de A. Salgado
Superintendente Universitário e de Desenvolvimento: Luiz Carlos Dourado

Editora Senac São Paulo
Conselho Editorial: Luiz Francisco de A. Salgado
Luiz Carlos Dourado
Darcio Sayad Maia
Lucila Mara Sbrana Sciotti
Luís Américo Tousi Botelho

Gerente/Publisher: Luís Américo Tousi Botelho
Coordenação Editorial/Prospecção: Dolores Crisci Manzano e Ricardo Diana
Administrativo: grupoedsadministrativo@sp.senac.br
Comercial: comercial@editorasenacsp.com.br

Edição e Preparação de Textos: Heloisa Hernandez
Revisão de Texto: CREART
Projeto Gráfico: RW3 Design
Editoração Eletrônica: Veridiana Freitas
Foto da Capa: Adobe Stock Photos
Imagens: Adobe Stock Photos, exceto p. 54, figura 2; p. 55, figura 5; p.69; p.70; p. 71; p. 72; p. 103; p. 117; p. 118; p. 177 (fotos da autora).
Impressão e Acabamento: Mundial Gráfica Ltda.

Proibida a reprodução sem autorização expressa.
Todos os direitos desta edição reservados à
Editora Senac São Paulo
Rua 24 de Maio, 208 – 3º andar – Centro – CEP 01041-000
Caixa Postal 1120 – CEP 01032-970 – São Paulo – SP
Tel. (11) 2187-4450 – Fax (11) 2187-4486
E-mail: editora@sp.senac.br
Home page: http://www.livrariasenac.com.br

© Editora Senac São Paulo, 2021

Sumário

Nota do editor 7
1. Evolução histórica, contribuições e inovações da enfermagem até os dias atuais 9
2. Humanização da assistência em saúde 19
3. Cuidados de enfermagem com a unidade do paciente 23
4. Cultura e metas internacionais de segurança do paciente 27
5. Comunicação em enfermagem e a relação de trabalho em equipes interdisciplinares 33
6. Hospitalização, experiência do cliente e atribuições da enfermagem na admissão, transferência e alta 39
7. Biossegurança e precauções nos serviços de saúde 51
8. Higienização das mãos e medidas para prevenir a infecção hospitalar 59
9. Medidas antropométricas, tabelas, gráficos e registros 73
10. Monitoramento clínico e aferição dos sinais vitais 79
11. Medidas de higiene e de conforto 95
12. Mobilidade, transferência e contenção mecânica 109

13. Cuidados com dispositivos, cateteres, sondas e drenos 119
14. Curativos de lesões, feridas e estomas 141
15. Cuidados de enfermagem em oxigenoterapia 155
16. Nutrição enteral e parenteral: cuidados de enfermagem 165
17. Exames laboratoriais e de imagem: procedimento de coleta de exames, punção venosa, posicionamento, preparo e cuidados de enfermagem 183
18. Hemotransfusão: coleta de amostra, cuidados de enfermagem e reações pós-transfusionais 199
19. Cuidados paliativos: o cuidar de uma forma humanizada 207
Referências 211
Índice geral 225

Nota do editor

Nesta publicação, Sabrina Ottenio da Costa nos traz a enfermagem vista pelos olhos de quem atua na área, como docente e a partir de sua experiência como enfermeira assistencial, em unidade de terapia intensiva e de internação de adultos em hospital.

Assim conhecemos o conceito de enfermagem, as primeiras escolas, leis e órgãos regulamentadores da profissão, bem como as principais enfermeiras que se destacaram no Brasil e sua importância histórica. A autora discute os desafios atuais da área e rumos em torno de uma assistência em saúde humanizada, pautada pela ética, pelo respeito e pelo acolhimento, em que se busca não só a melhoria de condições de atendimento para o paciente e suas famílias, minimizando o adoecimento e o sofrimento de todos os envolvidos, como também uma melhor qualidade de trabalho para os enfermeiros, mitigando a sobrecarga de trabalho e estimulando a gestão de saúde participativa. Além disso, ela explica os diferentes procedimentos que fazem parte da rotina de trabalho da enfermagem, especificando materiais, técnicas e parâmetros adotados para cada caso.

O Senac São Paulo visa, com este lançamento, suscitar reflexão sobre a enfermagem e o cuidado humanizado, contribuindo para a formação de estudantes e profissionais do setor, oferecendo conteúdo conceitual e prático para a assistência em saúde.

Evolução histórica, contribuições e inovações da enfermagem até os dias atuais

1

A enfermagem é arte e ciência: arte, porque ensina o cuidado com empatia, humanização, respeito e dignidade; e ciência, por ter como base conhecimentos científicos, com suas atualizações e inovações.

As práticas de cuidado durante o processo de adoecimento acompanham o ser humano desde o início de sua jornada pela história e permanecem até hoje. Denominamos atualmente a profissionalização desses cuidados como enfermagem, palavra que carrega um caráter técnico e científico, com um enorme volume de conhecimento acumulado e desenvolvido há séculos. Mas essa técnica e ciência é uma invenção bastante moderna. Durante toda a Idade Média, os cuidados eram todos pautados pela religião e pelo cuidado com as almas dos doentes, em um mundo onde pouco se sabia sobre o processo de adoecimento.

Esse cenário começa a apresentar mudanças no século XIX, em âmbito internacional com a inglesa Florence Nightingale e nacional com Anna Justina Ferreira Nery, que veio a batizar a Escola de Enfermagem Anna Nery.

Florence Nightingale, nascida em 12 de maio de 1820, viveu até 13 de agosto de 1910, ganhando papel de destaque ao atuar como chefe e treinar enfermeiras durante a Guerra da Crimeia, que se estendeu dos anos de 1853 a 1856, quando recebeu o apelido de Dama da Lamparina. Foi uma das pioneiras ao aplicar os modelos baseados nas ciências biomédicas nos cuidados de enfermagem. Em 1860, inaugurou sua escola em Londres, a primeira escola secular de enfermagem do mundo.

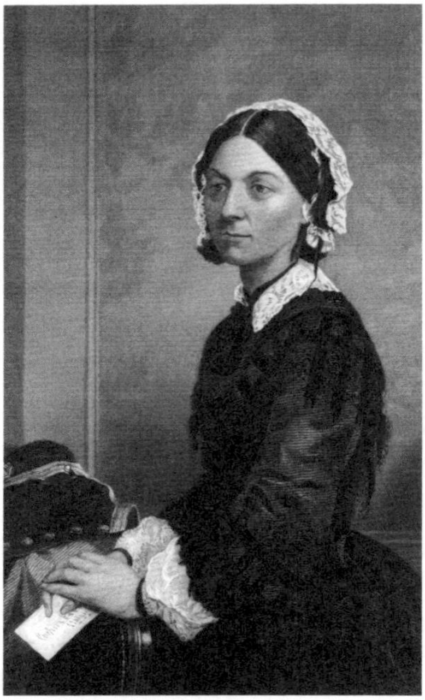

Sua atuação foi um marco de divisão da enfermagem, sendo considerada a criadora da enfermagem moderna. Em sua data de nascimento é ainda hoje comemorada o dia da enfermagem. Sua atuação foi responsável por grande redução do número de mortes nos hospitais militares, orientando reformas sanitárias e cuidando dos soldados feridos e enfermos.

Anna Justina Ferreira Nery atuou como voluntária na Guerra do Paraguai, de 1865 a 1870, atendendo aos soldados feridos e tornando-se assim um marco brasileiro e símbolo nacional da profissão de enfermagem.

FIGURA 1 – FLORENCE NIGHTINGALE.

No Brasil, a primeira escola de enfermagem foi fundada em 1890, recebendo o nome de Escola Profissional de Enfermeiros e Enfermeiras do Hospital Nacional de Alienados, no Rio de Janeiro, pelo Decreto nº 791/1890, com o objetivo de preparar profissionais qualificados para prestar assistência de enfermagem nos hospitais da época. A necessidade de qualificação veio das denúncias de maus-tratos das pessoas que prestavam assistência aos enfermos, como irmãs de caridade e guardas.

Em 1923, com grande incentivo do médico Oswaldo Cruz, foram fundados o Departamento Nacional de Saúde Pública e a Escola de Enfermagem do Departamento Nacional de Saúde do Rio de Janeiro. A implementação da escola deu-se com base no "sistema de Nightingale", do serviço internacional da fundação Rockefeller, tendo seu nome sido modificado em 1926 para Escola de Enfermagem Anna Nery. O programa de estudo abordava conhecimentos de endemias, saúde pública e medidas de segurança (isolamentos). Em 1931, a escola teve a primeira diretora brasileira, a enfermeira Rachel Haddock

Lobo. Em 1937, a Escola de Enfermagem Anna Nery foi incorporada à Universidade do Brasil, hoje conhecida como Universidade Federal do Rio de Janeiro.

O exercício da enfermagem no Brasil foi regulamentado pelo Decreto nº 20.109, em 1931, estabelecendo regras e condições básicas para as Escolas de Enfermagem com base na Escola de Enfermagem Anna Nery. A atuação da enfermagem era basicamente na área hospitalar e a divisão do trabalho era realizada em duas categorias: auxiliares de enfermagem, que prestavam a assistência direta aos pacientes, e enfermeiras, que eram responsáveis pelo treinamento dos auxiliares e trabalhos administrativos. Nesse contexto, em 1946 foi criado o curso de auxiliar de enfermagem.

As escolas de enfermagem passaram a ser regulamentadas pelo Ministério da Educação e da Saúde pela Lei nº 775/49, e somente em 1955 a categoria profissional auxiliar de enfermagem foi reconhecida oficialmente pela Lei nº 2.604/55. Esses profissionais de nível médio puderam exercer a enfermagem sob supervisão do enfermeiro ou do médico.

Em 1961 foi promulgada a Lei de Diretrizes e Bases da Educação Nacional (LDB), que permitiu a criação de curso técnico de nível médio, reconhecendo três categorias profissionais no exercício da enfermagem: auxiliar de enfermagem, técnico de enfermagem e enfermeiro. Em 1970, pela Lei nº 5.692/71, o curso de auxiliar e técnico foram incorporados ao sistema educacional do Brasil.

Hoje em dia, a enfermagem continua sendo dividida em três categorias: auxiliar e técnicos de enfermagem e enfermeiros, regulamentada pela Lei nº 7.498/86, de 25 de junho de 1986. A categoria enfermeiro também inclui "o titular do diploma ou certificado de Obstetriz ou de Enfermeira Obstétrica", conforme o Art. 6º dessa Lei. Com o passar do tempo, a profissão ganhou destaque e reconhecimento, principalmente no cenário atual da pandemia da Covid-19, em virtude da sua importância na atuação ao cuidado dos pacientes.

QUADRO 1. PRINCIPAIS ENFERMEIRAS E SUA IMPORTÂNCIA NA HISTÓRIA DA ENFERMAGEM BRASILEIRA

Pioneiras	Ano de formação	Escola de formação
Edith de Magalhães Fraenkel	1925	Escola de Enfermagem do Philadelphia General Hospital – EUA
Rachel Haddock Lobo	1924	École des Infirmières de l'Assistance Publique – França
Laís Netto dos Reys	1925	Escola de Enfermagem Anna Nery
Waleska Paixão	1939	Escola de Enfermagem Carlos Chagas

Formação complementar	Principais cargos	Participação em entidades de classe	Outros destaques
Frequentou escolas e serviços de enfermagem do Canadá.	Chefe do Departamento Nacional de Saúde Pública e diretora da Escola de Enfermagem da Universidade de São Paulo (EE–USP).	Auxiliou na formação e foi presidente da Associação Nacional de Enfermeiras Diplomadas Brasileiras (ANEDB).	Auxiliou na criação do Conselho de Enfermagem, participou da criação da Revista Annaes de Enfermagem.
Cursou saúde pública na Escola Anna Nery e administração nos EUA.	Supervisora da Divisão de Saúde Pública e diretora da Escola Anna Nery.	Auxiliou na fundação da ANEDB.	Participou na criação da Revista Annaes de Enfermagem.
Frequentou o serviço de doenças contagiosas de saúde pública do Philadelphia General Hospital – EUA e cursou psicologia e pedagogia na Sorbonne e na Universidade Católica de Paris.	Chefe de Enfermagem do Hospital de Isolamento São Sebastião e diretora da Escola Anna Nery.	Exerceu o cargo de vice-presidente da Divisão de Educação da ANEDB.	Realização da Semana da Enfermagem, criação do primeiro curso de pós--graduação para enfermeiras.
Cursou filosofia, sociologia e moral no Instituto Superior de Cultura Católica e administração e ensino na Universidade de Cornell – EUA.	Diretora da Escola Carlos Chagas e diretora da Escola Anna Nery.	Foi presidente da Associação Brasileira de Enfermeiras Diplomadas (ABED), vice--presidente do Comitê Internacional de Enfermeiras e Assistentes Médico-Sociais (CICIAMS).	Auxiliou na elaboração do Código de Ética em Enfermagem e publicou o livro *Páginas de história de enfermagem*.

Pioneiras	Ano de formação	Escola de formação
Haydée Guanais Dourado	1935	Escola de Enfermagem Anna Nery
Izaura Barbosa Lima	1925	Escola de Enfermagem Anna Nery
Glete de Alcântara	1944	Escola de Enfermagem da Universidade de Toronto – Canadá
Olga Verderese	1947	Escola de Enfermagem da Universidade de São Paulo (EE–USP)

Formação complementar	Principais cargos	Participação em entidades de classe	Outros destaques
Estagiou no Hospital da Universidade de Yale – EUA e na Escola de Enfermagem da Universidade de Toronto – Canadá. Cursou jornalismo e ciências políticas e sociais.	Instrutora técnica e membro do Conselho Deliberativo da Escola de Enfermagem da USP e diretora do Hospital das Clínicas da Bahia.	Membro da ABED	Foi redatora e diretora da Revista Annaes de Enfermagem.
Treinou em Miami e na Base aérea em Nova York – EUA, pela Força Aérea Brasileira.	Chefe de Enfermagem da Divisão de Organização Sanitária do MS e chefe da Equipe de Enfermagem da Força aérea Brasileira na II Guerra Mundial.	Auxiliou na formação e foi presidente da Divisão de Educação da ABED. Foi presidente da Comissão de Auxiliares de Enfermagem.	Foi enfermeira de Saúde Pública Federal, chefiando grupos de enfermeiras que socorriam populações flageladas.
Cursou filosofia, ciências e letras na USP e mestrado em artes pelo Teacher College da Columbia University – EUA.	Diretora da Escola de Enfermagem da Faculdade de Medicina de Ribeirão Preto.	Presidente da ABED	Colaborou para soerguer a Revista Annaes de Enfermagem.
Cursou bacharelado em ciências e mestrado em artes pelo Teacher College da Columbia University – EUA.	Vice-diretora da Universidade Federal da Bahia (UFBA), diretora do Hospital das Clínicas da UFBA e da Universidade Federal do Rio Grande do Sul (UFRGS).	Organizou e foi presidente da ABED – seção Bahia e seção Rio Grande do Sul –, coordenadora de projeto de pesquisa no Cofen.	Realizou a primeira pesquisa de Enfermagem no Brasil, foi consultora regional em Educação de Enfermagem da Organização Pan-Americana de Saúde.

Pioneiras	Ano de formação	Escola de formação
Wanda de Aguiar Horta	1948	Escola de Enfermagem da Universidade de São Paulo (EE–USP)

Fonte: adaptado de **Furukawa** (2009).

A enfermagem tem seus preceitos éticos, legais e de fiscalização da profissão estabelecidos pelo Cofen – Conselho Federal de Enfermagem, pelo Coren – Conselho Regional de Enfermagem, pela ABEn – Associação Brasileira de Enfermagem e pelo Código de Ética e Leis regulamentadoras.

O Cofen e seus respectivos Corens foram criados em 12 de julho de 1973, pela Lei nº 5.905.

O Cofen, filiado ao Conselho Internacional de Genebra, é o órgão responsável por (BRASIL, 1973):
- normatizar e fiscalizar o exercício da profissão de enfermeiros, técnicos e auxiliares de enfermagem, fazendo cumprir a Lei do Exercício Profissional da Enfermagem;
- normatizar e expedir instruções para a uniformidade de procedimentos e o bom funcionamento dos Corens;
- apreciar em grau de recurso as decisões desses, aprovar anualmente as contas e a proposta orçamentária da autarquia, remetendo-as aos órgãos competentes;
- promover estudos e campanhas para aperfeiçoamento profissional.

Enquanto isso, os Corens são responsáveis por (BRASIL, 1973):

Formação complementar	Principais cargos	Participação em entidades de classe	Outros destaques
Cursou História Natural pela Faculdade de Filosofia, Ciências e letras da Universidade do Paraná. Pós-graduada em pedagogia.	Docente-livre da Escola de Enfermagem Anna Nery e professora titular da Universidade de São Paulo.	Membro da ABEn.	Elaborou a Teoria e Metodologia do Processo de Enfermagem, inspirado na Teoria das Necessidades Humanas Básicas de Maslow.

- deliberar sobre a inscrição de profissionais no Conselho e seu cancelamento;
- expedir a carteira de identidade profissional, indispensável ao exercício da profissão e válida em todo o território nacional;
- disciplinar e fiscalizar o exercício profissional, observadas as diretrizes gerais do Cofen;
- fiscalizar o exercício profissional e decidir os assuntos atinentes à ética profissional, impondo as penalidades cabíveis;
- elaborar a sua proposta orçamentária anual e o projeto de seu regimento interno, submetendo-os à aprovação do Cofen;
- zelar pelo bom conceito da profissão e dos que a exerçam;
- propor ao Cofen medidas visando a melhoria do exercício profissional;
- eleger sua Diretoria e seus Delegados eleitores ao Conselho Federal;
- exercer as demais atribuições que lhe forem conferidas pela Lei nº 5.905/73 e pelo Cofen.

A ABEn, antes conhecida como Associação Nacional de Enfermeiras Diplomadas Brasileiras (ANEDB), fundada em 1926, é uma associação de caráter cultural, científico e político. Tem como base a defesa e consolidação da educação de enfermagem, da pesquisa científica, do trabalho da enfermagem como prática social, da organização e do funcionamento dos serviços de saúde. Congrega enfermeiros; técnicos de enfermagem; auxiliares de enfermagem; estudantes de cursos de graduação em enfermagem e de educação profissional de nível técnico em enfermagem, que se associam individual e livremente, sem fins lucrativos.

Há diferentes áreas de atuação para a equipe de enfermagem no mercado de trabalho, como assistência clínica, ensino, pesquisa e gestão, entre outros escopos. Como estudante, é importante o entendimento dessas oportunidades para poder identificar aquela que mais se adéqua ao seu perfil e objetivos pessoais.

A enfermagem representa mais da metade de 3,5 milhões de trabalhadores da saúde, sendo uma categoria responsável pelos cuidados na promoção, prevenção, proteção, recuperação e reabilitação da saúde. Infelizmente a enfermagem ainda sofre por desigualdade no ensino e qualificação de seus profissionais, remunerações muitas vezes abaixo das necessidades e sobrecarga de trabalho. A luta da enfermagem vai além do reconhecimento, e deve ser pautada por melhores condições de trabalho e salário. Esses movimentos de luta foram também intensificados nesse momento de pandemia, quando a mídia e alguns órgãos da enfermagem destacaram a importância da categoria profissional de enfermagem. Porém, ainda há muita luta até as condições da profissão melhorem.

Humanização da assistência em saúde 2

A humanização na assistência é um tema cada vez mais discutido na área da saúde, visto que está relacionada com ações de melhoria no atendimento de saúde à população. Esse tema não é recente: desde o surgimento do Sistema Único de Saúde (SUS), em 1988, discute-se humanização. O SUS estabeleceu os direitos do usuário em ambiente de saúde e possui como princípio a garantia de atendimento à saúde para todos, com tratamento e prevenção de doenças. Entretanto, seus processos precisam ser constantemente revisados e aprimorados para oferecer qualidade no atendimento.

No Brasil, o tema teve origem em 2001, com o Programa Nacional de Humanização da Assistência Hospitalar, voltado para a atenção hospitalar e para a educação dos profissionais de saúde, tendo como objetivo aumentar a qualidade e difundir a ideia de atendimento mais humanizado. Deixando de ser um programa para tornar-se uma política, a Política Nacional de Humanização (PNH) foi lançada em 2003, pelo Ministério da Saúde, para efetivar os princípios do SUS no cotidiano da saúde de universalidade do acesso, integralidade do cuidado e equidade das ofertas em saúde. A PNH possui seus próprios princípios, que são transversalidade, indissociabilidade entre atenção e gestão e protagonismo, corresponsabilidade e autonomia dos sujeitos e coletivos, buscando incluir a relação dos trabalhadores, usuários e gestores na produção e gestão do cuidado e dos processos de trabalho.

Mas, afinal, o que é humanização? Segundo o dicionário Michaelis, é ato ou efeito de humanizar(-se), de tornar(-se) benévolo ou mais sociável. Com isso, a humanização em saúde está diretamente relacionada à capacidade de se comunicar com o próximo (ouvir e falar) com sentimento, preocupação e ética, promovendo qualidade nas relações dos usuários e dos trabalhadores.

Para que a humanização seja exercida no ambiente de assistência à saúde – no hospital, no ambulatório, na clínica ou em qualquer outro espaço de promoção à saúde –, é preciso que todos tenham conhecimento sobre essa temática, seus princípios e diretrizes. É preciso que todos se envolvam nos processos de construção e de gestão de saúde, estimulando a produção de novos modos de cuidar e de novas formas de organizar o trabalho.

As diretrizes da PNH estão embasadas no acolhimento, na gestão participativa e cogestão, na ambiência, na clínica ampliada e compartilhada, na valorização do trabalhador e na defesa dos direitos dos usuários. A seguir é descrito, de forma resumida, cada conceito e como aplicá-lo.

QUADRO 1. DIRETRIZES DA POLÍTICA NACIONAL DE HUMANIZAÇÃO

Conceitos	Definição	Como aplicar
Acolhimento	Construção de relação de confiança, compromisso e vínculo entre os profissionais, serviço e usuários. Reconhecer de forma verdadeira e individual as informações trazidas pelo usuário.	Os profissionais devem promover escuta qualificada às necessidades do usuário, garantido um atendimento com prioridade a partir da avaliação de vulnerabilidade, de gravidade e de risco.
Gestão participativa e cogestão	Envolvimento de todas as pessoas comprometidas nos processos de gestão em saúde (usuários, trabalhadores e gestores), promovendo análises, discussões, distribuição de tarefas e aprendizado coletivo.	Rodas de conversas, colegiados de gestores, grupos de trabalho de humanização, entre outros.

Conceitos	Definição	Como aplicar
Ambiência	Espaços saudáveis, acolhedores e confortáveis. Espaços que garantam privacidade no atendimento.	Discussões de processos de melhoria do ambiente para suprir as necessidades dos usuários e dos trabalhadores.
Clínica ampliada e compartilhada	Compreensão do processo saúde/doenças de forma singular, contribuindo com ações de saúde para minimizar o adoecimento e o sofrimento do usuário.	Definição do diagnóstico da doença e enfoque nas relações clínicas, possibilitando decisões compartilhadas.
Valorização do trabalhador	Levar em consideração a experiência dos profissionais e incluí-las nos processos de assistência à saúde.	Participação dos profissionais em discussões coletivas de gestão.
Defesa dos direitos dos usuários	Incentivar o conhecimento dos direitos do paciente garantidos por lei e garantir seu cumprimento.	Prezar por atendimento embasado nos direitos do paciente.

Fonte: Brasil (2013a).

A formação dos profissionais da saúde não se baseia somente em conhecimentos técnico-científicos específicos de cada curso, e precisa ser pautada em ações de humanização, ética e respeito com o paciente, com o usuário ou com o cliente. Entretanto, não é a realidade que vivemos, nem todos prestam assistência à saúde para a população com humanização, respeito e ética. E, para amenizar essa falha na assistência, é preciso estimular os profissionais a se conscientizarem da importância e do impacto de suas ações no atendimento à população, como: incentivar a realização de capacitações oferecidas pelo Ministério da Saúde relacionadas à PNH; promover discussões sobre essa temática no ambiente de trabalho, realizar ações que reforcem a importância da humanização na assistência à saúde, entre outras medidas.

Cuidados de enfermagem com a unidade do paciente

3

A unidade do paciente é o espaço ocupado por ele, incluindo móveis, equipamentos e alguns materiais utilizados durante o período de hospitalização, por exemplo: mesa de cabeceira, cama, colchão, armário, cadeira, poltrona, painel de gases (ar comprimido, oxigênio e vácuo) e pertences pessoais.

A equipe de enfermagem tem importante papel na organização da unidade do paciente, pois é ela que tem o maior tempo de contato com o paciente e seus familiares. Além da organização, a enfermagem é responsável por realizar a limpeza concorrente em determinados momentos, diminuindo o risco de contaminação para o paciente. Em conjunto com essas ações, há a atuação da equipe de higiene, responsável por realizar a limpeza concorrente e terminal de todas as áreas do hospital. Tanto a limpeza concorrente como a terminal têm como objetivos remover a sujidade e inibir a disseminação de microrganismos presentes nas superfícies e mobiliário.

Limpeza concorrente: é aquela realizada diariamente na unidade do paciente, higienizando pisos, enfermaria, corredores, áreas administrativas, sanitários, etc. A enfermagem fica responsável por realizar a limpeza concorrente imediatamente antes de utilizar alguma superfície da unidade do paciente, como: limpar a mesa de apoio antes de utilizá-la para algum procedimento, realizar a limpeza e arrumação da cama após o banho do paciente, etc.

Limpeza terminal: é a higiene completa de superfícies horizontais e verticais. É realizada após a alta, o óbito ou a transferência do paciente. No caso de internações prolongadas, há protocolos de limpeza terminal de acordo com a classificação da área.

Segundo a portaria nº 3.012, de 1º de dezembro de 2009, as áreas hospitalares são classificadas de acordo com o risco de transmissão de infecções relacionadas com a assistência à saúde, conforme o tipo de paciente e os procedimentos realizados. Os artigos hospitalares, materiais e equipamentos que entram em contato com o paciente recebem a mesma classificação que as áreas, classificados em: críticos, semicríticos e não críticos.

QUADRO 1. CLASSIFICAÇÃO DOS ARTIGOS E ÁREAS HOSPITALARES

Artigo	Área
Crítico: utilizado em procedimentos de alto risco, com penetração em tecidos ou em órgãos. Necessita de esterilização para uso. Exemplos: agulhas, lâminas de bisturi, sondas, campos cirúrgicos.	**Crítica:** oferece alto risco de transmissão de infecções relacionadas com a assistência à saúde, por realizar procedimentos invasivos e atender a pacientes imunodeprimidos. Exemplos: UTI, pronto atendimento, salas cirúrgicas.
Semicrítico: utilizado em procedimentos com contato com a pele não íntegra ou mucosa do paciente. Necessita desinfecção de alto nível ou esterilização para uso. Exemplos: acessórios dos ventiladores, laringoscópio, cânula de Guedel, tubos endotraqueais.	**Semicrítica:** risco moderado a baixo de transmissão de infecções relacionadas com a assistência à saúde. Assistência a pacientes não críticos e realização de procedimentos não invasivos. Exemplos: enfermaria, ambulatórios, posto de enfermagem.
Não crítico: utilizado em procedimentos com contato com a pele íntegra. Necessita de limpeza ou desinfecção de baixo nível. Exemplos: termômetro, esfigmomanômetro, estetoscópio.	**Não crítica:** áreas não ocupadas por pacientes, como vestiário, escritório, salas de administração.

Fonte: Brasil (2009c).

Também são importantes os seguintes termos e definições relacionados ao processamento de artigos e limpeza das áreas hospitalares:
- **antissepsia:** higiene de pele e/ou mucosa com solução antisséptica, a fim de destruir microrganismos ou reduzir sua proliferação.
- **assepsia:** conjunto de medidas utilizadas para impedir a contaminação de um local ou de um objeto por microrganismos.
- **degermação:** aplicação de produtos químicos associada à limpeza mecânica, para reduzir ou remover microrganismos da pele.
- **descontaminação:** redução da carga microbiana de artigos e superfícies por processo químico ou físico, tornando-o mais seguro para manuseio.
- **limpeza:** remoção de matérias orgânicas e inorgânicas de superfícies e objetos por meio de ação mecânica com água e detergentes, reduzindo a carga microbiana dos produtos de saúde, para prepará-los para o processo de desinfecção ou esterilização.
- **desinfecção:** utilização de agentes físicos ou químicos capazes de destruir microrganismos patogênicos, exceto os esporos.
- **esterilização:** processo de destruição de todos os microrganismos, incluindo esporos.

Após a limpeza da unidade do paciente, é realizada a arrumação de cama, a fim de proporcionar conforto e segurança. Tal procedimento é feito geralmente depois dos cuidados de higiene corporal (banho) ou quando necessário. O tipo de arrumação de cama indica a utilização do leito. Esse procedimento muitas vezes é realizado pela equipe de enfermagem, porém em alguns hospitais há um trabalho em conjunto com a equipe de hotelaria para realizar esse serviço (consulte o capítulo 11).

Cultura e metas internacionais de segurança do paciente

4

Ao longo da história, o tema de segurança do paciente vem ganhando força e importância. Um dos marcos foi quando pesquisas sobre a avaliação da incidência de eventos adversos começaram a ser publicadas pelo Instituto de Medicina dos Estados Unidos (IOM), demonstrando os impactos dos eventos adversos na piora da qualidade de vida do paciente, o aumento no tempo de internação, os custos e a taxa de mortalidade. No ano de 2000, o IOM publicou um relatório chamado *To err is human*, em que projetou a estimativa de 44 mil a 98 mil mortes, em razão de erros na assistência em saúde, ou seja, se utilizarmos a menor estimativa, ainda ocuparia a oitava posição em número de mortes nos EUA. (INSTITUTE OF MEDICINE, 2000)

Estudos realizados em países como EUA, Austrália, Reino Unido, Nova Zelândia, Canadá, Holanda e Suécia contataram índices de 2,9% a 16,6% de eventos adversos. Enquanto isso, um estudo realizado em um hospital universitário brasileiro apontou que 50% dos pacientes em alta hospitalar e 70% dos que evoluíram para óbito sofreram ao menos um evento adverso. (CAVALCANTE et al., 2015)

A Organização Mundial da Saúde (OMS) em 2004 criou a Aliança Mundial para Segurança do Paciente para aumentar a conscientização sobre a segurança do paciente e reforçar a importância do tema, além de estimular soluções adequadas para os casos de eventos adversos na assistência.

No Brasil, a portaria nº 529, de 1º de abril de 2013, instituiu o Programa Nacional de Segurança do Paciente (PNSP) com objetivo contribuir para a qualificação do cuidado com a saúde em todos os estabelecimentos de saúde do território nacional. Em 2004, a OMS desenvolveu a Classificação Internacional de Segurança do Paciente para definir termos importantes sobre a segurança do paciente.

QUADRO 1. CONCEITOS-CHAVE DA CLASSIFICAÇÃO INTERNACIONAL DE SEGURANÇA DO PACIENTE, SEGUNDO A OMS

Segurança do paciente	Reduzir a um mínimo aceitável o risco de dano desnecessário associado ao cuidado da saúde.
Dano	Comprometimento da estrutura ou função do corpo e/ou qualquer efeito dele oriundo, incluindo-se doenças, lesão, sofrimento, morte, incapacidade ou disfunção, podendo, assim, ser físico, social ou psicológico.
Risco	Probabilidade de um incidente ocorrer.
Incidente	Evento ou circunstância que poderia ter resultado, ou resultou, em dano desnecessário ao paciente.
Circunstância notificável	Incidente com potencial dano ou lesão.
Near miss	Incidente que não atingiu o paciente.
Incidente sem lesão	Incidente que atingiu o paciente, mas não causou dano.
Evento adverso	Incidente que resulta em dano ao paciente.

Fonte: Brasil (2014).

O Instituto de Medicina dos EUA define os atributos da qualidade dos cuidados voltados para cuidar do indivíduo ou da população, como demonstra o quadro a seguir.

QUADRO 2. DEFINIÇÃO DOS ATRIBUTOS DA QUALIDADE, SEGUNDO O IOM

Segurança	Evitar lesões e danos nos pacientes decorrentes do cuidado, que tem como objetivo ajudá-los.
Efetividade	Cuidado com base no conhecimento científico para todos que dele possam se beneficiar, evitando seu uso por quem provavelmente não se beneficiará (evita subutilização e sobreutilização, respectivamente).
Cuidado centrado no paciente	Cuidado respeitoso e responsivo às preferências, necessidades e valores individuais dos pacientes, e que assegura que os valores do paciente orientem todas as decisões clínicas. Respeito às necessidades de informação de cada paciente.
Oportunidade	Redução do tempo de espera e de atrasos potencialmente danosos tanto para quem recebe como para quem presta o cuidado.
Eficiência	Cuidado sem desperdício, incluindo aquele associado ao uso de equipamentos, suprimentos, ideias e energia.
Equidade	Qualidade do cuidado que não varia em decorrência de características pessoais, como gênero, etnia, localização geográfica e condição socioeconômica.

Fonte: Brasil (2014).

Depois de realizar a leitura das definições dos conceitos de segurança, podemos afirmar que profissionais da saúde não erram? Isso é possível? Errar é humano, logo é impossível garantir que profissionais da saúde não cometam falhas. Entretanto, podemos utilizar mecanismos que diminuam consideravelmente a possibilidade de erros e permitam sua rápida identificação.

E o que pode ser feito para reduzir os riscos e eventos adversos? Promover ações, estabelecer rotinas, normas e protocolos, e criar mecanismos de notificação dos erros, dos *near miss* e dos eventos adversos para controle e intervenção do serviço de saúde.

As principais medidas de ações estão relacionadas às seis metas internacionais de segurança do paciente, estabelecidas pela Joint Commission International (JCI), em parceria com a OMS.

QUADRO 3. METAS INTERNACIONAIS DE SEGURANÇA DO PACIENTE

Meta 1	Identificar corretamente os pacientes.	Utilizar dois identificadores. Exemplo: nome completo e data de nascimento.
Meta 2	Melhorar a comunicação efetiva.	Estabelecer comunicação clara, precisa, completa e sem ambiguidade com o receptor. Exemplo: Ordem telefônica – ouvir e repetir para o interlocutor a informação/ordem/prescrição.
Meta 3	Melhorar a segurança dos medicamentos de alta vigilância.	Melhorar o processo de medicação – prescrição, dispensação e administração dos medicamentos de alta vigilância. Exemplo: sinalizar os frascos de medicamentos de alta vigilância com rótulos e etiquetas coloridas. Realização de dupla checagem no preparo e administração dos medicamentos.
Meta 4	Assegurar cirurgia no local de intervenção, com procedimento e nos pacientes corretos.	Instituição de protocolos para o preenchimento de documentos antes, durante e após as cirurgias. Exemplo: demarcação cirúrgica com a participação do paciente, check-list de cirurgia segura.
Meta 5	Reduzir o risco de infecções associadas aos cuidados de saúde.	Higienizar as mãos corretamente nos cinco momentos preconizados e seguir os protocolos de prevenção de infecção relacionada com a assistência à saúde (IRAS). Exemplo: usar técnicas assépticas para manuseio de cateteres venosos, higienização das mãos.

Meta 6	Reduzir o risco de lesões ao paciente decorrente de quedas.	Identificação de fatores de risco dos pacientes e do ambiente que contribuem para a ocorrência de quedas e avaliação do risco de desenvolvimento de lesão por pressão. Adoção de medidas preventivas para a redução dos riscos. Exemplo: orientar o paciente e familiar sobre medidas de segurança, deixar grades elevadas, usar cama com trava e baixa. Realizar mudança de decúbito a cada 2 horas.

Fonte: EBSERH (2021).

No Brasil, existem três instituições de acreditação: Organização Nacional de Acreditação (ONA), Joint Commission International (JCI), representada pelo Consórcio Brasileiro de Acreditação (CBA) e a Canadian Council on Health Services Accreditation, representada pelo Instituto Qualisa de Gestão. Essas instituições avaliam os processos de qualidade e segurança do paciente como o exigido nos requisitos técnicos e legais vigentes das instituições de saúde.

E quando ocorre um incidente, o que fazer? Primeiro, é preciso reconhecer o incidente relacionado com a assistência à saúde e prestar assistência ao paciente de acordo com suas necessidades clínicas, com o objetivo de reverter o quadro com os menores danos possíveis. Após a estabilização do paciente, é de extrema importância realizar a notificação desse incidente, para possibilitar a investigação das medidas de segurança que não foram cumpridas e o porquê disso, criar planos de ação para apontar as medidas de melhoria nas ações desenvolvidas e conscientizar os profissionais da importância de seguirem com rigor máximo as ações e as medidas de segurança instituídas.

Diante do exposto, outro termo relevante para se definir é a cultura de segurança. Segundo a resolução RDC nº 36, de 25 de julho de 2013, a cultura da segurança é o "conjunto de valores, atitudes, competências e comportamentos que determinam o comprometimento com a gestão da saúde e da segurança, substituindo a culpa e a punição pela oportunidade de aprender com as falhas e melhorar a atenção à saúde". Por fim, a notificação é voluntária, confidencial e de caráter educativo. É preciso estimular que os profissionais realizem essa ação, colaborando para a melhoria da qualidade e da segurança na assistência prestada ao paciente.

Comunicação em enfermagem e a relação de trabalho em equipes interdisciplinares

5

A comunicação é imprescindível entre a equipe de enfermagem, pacientes, familiares, equipe interdisciplinar e todos os que estão no ambiente hospitalar. Com a comunicação conseguimos realizar a coleta de dados de pacientes, passar informações e orientações para eles e seus familiares, visando à continuidade na assistência à saúde com segurança, qualidade e humanização.

Existem diversos modos de nos comunicarmos; no entanto, independentemente da maneira utilizada, é preciso garantir que o emissor e o receptor compreendam as informações. A comunicação pode ser verbal, com a utilização de palavras faladas para se expressar; escrita, utilizando registro em documentos (papéis) para transmitir a mensagem; não verbal, que inclui o significado das expressões corporais e tudo o que não envolve a linguagem falada ou escrita; e comunicação de sinais, utilizada para pessoas com deficiência auditiva, com a comunicação por sinais (gestos) – por exemplo, a Língua Brasileira de Sinais (Libras).

Garantir uma boa comunicação, em que o emissor se expresse de maneira clara e objetiva, e o receptor compreenda todas as informações passadas, é um desafio diário na área da saúde, e em alguns momentos verificamos falhas nesse processo. Existem procedimentos que diminuem os riscos de falha na comunicação, buscando estabelecer maior segurança e qualidade no cuidado prestado. Entre eles, podemos citar: registro em prontuário, passagem de plantão e certificação das informações recebidas, principalmente relacionadas a resultados críticos, escrevendo o que foi ouvido e lendo de volta sua anotação para quem a transmitiu validar a informação.

A equipe de enfermagem

O exercício da profissão da enfermagem no Brasil é regulamentado pelas Lei nº 5.905/73, Lei nº 7.498/86 e o Decreto nº 94.406/87. A equipe de enfermagem é composta por enfermeiros, técnicos e auxiliares de enfermagem, cada qual com atribuições diferentes, de acordo com a legislação e nível de formação.

O enfermeiro tem o papel de líder da equipe, avaliando, planejando e supervisionando os cuidados a serem prestados ao paciente por toda a equipe, além de ser responsável por tomadas de decisões e execução de cuidados de enfermagem de maior complexidade técnica, e que exijam conhecimentos científicos específicos.

O técnico e o auxiliar de enfermagem exercem atividades auxiliares, de nível técnico, atribuídas pelo enfermeiro na sistematização da assistência em enfermagem e na execução de atividades de assistência que não sejam privativas do enfermeiro.

A enfermagem é uma profissão que atua na promoção, prevenção, recuperação e reabilitação da saúde da pessoa, da família e da coletividade, com autonomia e ética. E, para assegurar a assistência com qualidade, segurança e humanização entre pacientes e familiares, é indispensável um bom processo de comunicação.

A enfermagem se comunica frequentemente pela comunicação verbal com familiares e pacientes, durante a passagem de plantão, via telefone com outros setores e, em outros momentos, durante o turno de trabalho. A comunicação escrita é utilizada para registrar a assistência prestada, garantindo a transmissão de informações entre as equipes e a continuidade do processo de cuidar, além de constituir um documento legal (prontuário do paciente). A comunicação não verbal também é muito frequente nesse meio e, por abranger expressões subjetivas e muitas vezes incontroláveis, precisa ser utilizada com muita cautela.

A equipe interdisciplinar é composta pelas equipes responsáveis pela assistência ao paciente, como: médicos, fisioterapeutas, nutricionistas, farmacêuticos, enfermeiros, técnicos e auxiliares de enfermagem, entre outros. E, mais uma vez, a continuidade dos cuidados de cada equipe só pode ser realizada com uma comunicação eficaz entre todos.

Prontuário

O prontuário do paciente é definido pelo Conselho Regional de Enfermagem de São Paulo como o acervo documental padronizado, organizado e conciso, referente ao registro dos cuidados prestados ao paciente por todos os profissionais envolvidos na assistência.

O prontuário é um documento legal, por isso seus registros precisam ser datados e assinados, sem rasura e legíveis para sua validação. O profissional responde em âmbito ético, legal, administrativo, cível e criminal por suas ações. O prontuário do paciente é utilizado pela equipe interdisciplinar; logo, todos são responsáveis por mantê-lo atualizado e seguir os aspectos legais.

A Resolução Cofen nº 564/2017 elenca os deveres, direitos e proibições da enfermagem, como:

> **DEVERES:**
> **Art. 36** Registrar no prontuário e em outros documentos as informações inerentes e indispensáveis ao processo do cuidar de forma clara, objetiva, cronológica, legível, completa e sem rasuras.
> **Art. 38** Prestar informações escritas e/ou verbais, completas e fidedignas, necessárias à continuidade da assistência e segurança do paciente.
>
> **PROIBIÇÃO:**
> **Art. 88** Registrar e assinar as ações de Enfermagem que não executou, bem como permitir que suas ações sejam assinadas por outro profissional.

O prontuário utilizado nos serviços de saúde pode ser o tradicional (papel) ou o eletrônico e, independentemente do tipo de prontuário, as informações precisam ser claras, objetivas e pertinentes ao cuidado com os pacientes, respeitando todas as leis, decretos e resoluções que fundamentam essa ação, como a Resolução Cofen nº 429/12, que dispõe sobre o registro das ações profissionais no prontuário do paciente e em outros documentos próprios da enfermagem, independentemente do meio de suporte – tradicional ou eletrônico.

REGISTRO DE ENFERMAGEM

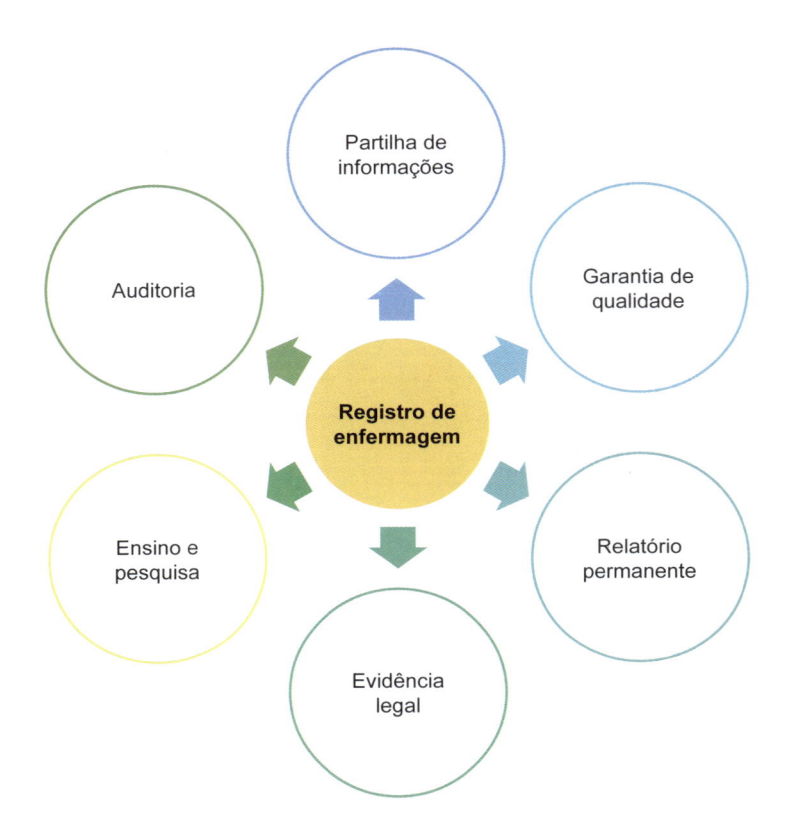

FIGURA 1 – FINALIDADES DO REGISTRO DE ENFERMAGEM.
Fonte: Cofen (2016).

O registro de enfermagem pode ser dividido em anotação de enfermagem ou evolução de enfermagem. A anotação de enfermagem é realizada por todos da equipe de enfermagem e fornece dados objetivos e pontuais sobre um procedimento realizado, sinais e sintomas observados, intercorrências, permite a continuidade do processo do cuidar nas 24 horas, subsidia o enfermeiro para a detecção de novos problemas, para a avaliação dos cuidados prescritos e para a comparação das respostas do paciente aos cuidados prestados. A evolução de enfermagem é atividade privativa do enfermeiro e componente do processo de enfermagem estabelecido pela Resolução do Conselho

Federal de Enfermagem nº 358/2009, e se diferencia da anotação de enfermagem por realizar reflexão e análise dos dados coletados, sendo referente ao período de 24 horas.

Todos os registros devem preceder de data e hora, e escritos de forma clara, objetiva, cronológica, legível, completa e sem rasuras, no caso dos registros feitos à mão. Ao final, devem apresentar a assinatura e carimbo do profissional com nome completo, cargo e número de registro que executou a ação.

Anotação de enfermagem

QUADRO 1. CARACTERÍSTICAS DA ANOTAÇÃO DE ENFERMAGEM

Precisão	Informação exata, grafia correta.
Concisão	Informações reais, curtas e bem redigidas.
Eficácia	Informações completas e pertinentes.
Atualização	Anotar logo após a realização do procedimento, atendimento, etc.; manter o prontuário atualizado.
Organização	Formato adequado; ordem cronológica.
Confidencialidade	Manter sigilo das informações obtidas.

Fonte: Cofen (2016).

Outras regras gerais para a anotação de enfermagem:
- devem priorizar a utilização de termos que descrevam características de tamanho mensurado (cm, mm, etc.), quantidade (ml, l, etc.), coloração e forma;
- não devem conter termos subjetivos que deem conotação de valor (bem, mal, muito, pouco, etc.);
- devem apresentar apenas abreviaturas padronizadas pela instituição de saúde;
- não devem conter rasuras, entrelinhas, linhas em branco ou espaços;
- não é permitido escrever a lápis ou utilizar corretivo líquido;
- se escrever alguma palavra errada, utilize a palavra DIGO (entre vírgulas) para dar continuidade à frase;

▶ caso escreva um trecho grande errado, utilize SEM EFEITO, e sinalize no texto todo o trecho da anotação.

Exemplos de correção de uma informação anotada erroneamente no prontuário:

> Sem efeito
> - **13h30:** Realizada mudança de decúbito para lateral esquerdo, **digo**, lateral direito.
> - **14h00:** Puncionado acesso venoso periférico em dorso da mão direita com introcan número 22 na primeira tentativa, sem intercorrências. Material utilizado: 1 dispositivo valvulado, 1 filme transparente, 1 introcan número 22.

Passagem de plantão

A passagem de plantão é o momento no qual a equipe que está finalizando seu turno de trabalho passa as informações pertinentes à equipe que está assumindo os cuidados. Para auxiliar esse processo de comunicação verbal, também são utilizados impressos padronizados com as informações. É importante que nesse momento não haja distrações, minimizando falhas de comunicação.

Para diminuir os riscos de erro ou omissão de informações durante a passagem de plantão, existe uma ferramenta chamada SBAR. A sigla é um acrônimo de Situação, Breve Histórico, Avaliação e Recomendação, indicando os seguintes procedimentos: apresente-se para o profissional que irá receber a informação, identifique o paciente, descreva a situação com frases claras e objetivas sobre o problema (situação), detalhe e contextualize de forma pertinente o problema (breve histórico), exponha a análise e os desdobramentos da situação (avaliar), e informe as recomendações de cuidados (recomendações).

Hospitalização, experiência do cliente e atribuições da enfermagem na admissão, transferência e alta

Hospitalização

A hospitalização do paciente gera várias mudanças em sua rotina e de seus familiares. A permanência da família no período de internação é importante para o processo de hospitalização do paciente, portanto faz-se necessário que os profissionais de saúde considerem também a família como objeto de cuidado.

O Cuidado Centrado no Paciente e na Família (CCPF) é um modelo de cuidado com uma abordagem que privilegia o planejamento, a intervenção e a avaliação do cuidado prestado, com base na parceria entre a equipe de saúde, o paciente e a sua família. O modelo redefine os relacionamentos entre os usuários e os profissionais da instituição de saúde.

Os profissionais que têm a sua prática embasada no CCPF reconhecem o papel vital que as famílias possuem frente à saúde e ao bem-estar do paciente e veem o cuidado como uma ação coparticipativa entre profissional-paciente-família.

O CCPF é mais frequentemente realizado nos setores de pediatria, uma vez que os pais precisam estar ao lado da criança 24 horas por dia; entretanto, pode e deve ser aplicado para as demais especialidades e públicos, como adolescentes, adultos e idosos. É um cuidado que considera não só as necessidades do paciente, mas também de sua família, tida como parte essencial do cuidado, assim como a família é fundamental no cuidado de seus membros. Dentre as vantagens dessa abordagem, podemos destacar o envolvimento do paciente e da família no processo de cuidar, ao considerar as expectativas da família, definindo melhor o seu papel no tratamento e aumentando a clareza do conhecimento sobre a condição do paciente; o maior compromisso da família na assistência, ao dividir as responsabilidades com os profissionais de saúde, aprendendo a identificar os sinais e sintomas da doença e, consequentemente, desenvolver uma relação efetiva com os profissionais; além do suporte ao paciente durante a hospitalização, diminuindo o sofrimento e trazendo conforto ao seu familiar.

Experiência do cliente

A experiência do cliente é um indicador mensurado pelos serviços de saúde para compreender a qualidade do atendimento prestado, sem considerar as expectativas do cliente, avaliando aspectos como facilidade de acesso à informação, agilidade e modo de respostas frente às solicitações e atendimento respeitoso, entre outros que envolvam valores individuais no atendimento. Contudo, um termo muito confundido com a experiência do cliente é a satisfação do cliente, relacionada às expectativas do cliente sobre o serviço de saúde, podendo variar significantemente entre os clientes, pois o mesmo atendimento pode gerar classificações diferentes na satisfação do serviço prestado.

No Brasil, os serviços de saúde ainda estão desenvolvendo seus processos de avaliação da experiência do paciente, e não são todas as unidades de saúde que possuem os protocolos de atendimento e segurança bem instalados. É preciso que as instituições compreendam a importância de tal temática para aumentar os esforços e medidas, com o objetivo de avaliar e aprimorar seu atendimento cada vez mais, melhorando a experiência do cliente e promovendo maior satisfação.

Admissão

A admissão é a entrada do paciente em algum setor do serviço de saúde com a finalidade de hospitalização para tratamento clínico, cirúrgico ou realização de procedimentos. Pode ocorrer na unidade de internação, na unidade de terapia intensiva, no centro cirúrgico, no pronto atendimento e no centro de diagnóstico por imagem, entre outros setores.

As informações coletadas na admissão do paciente variam de acordo com o setor que ele será internado. Quando o paciente está sendo admitido proveniente de sua residência ou de outra instituição de saúde, a equipe de enfermagem recebe o paciente e seu familiar na unidade, explica as normas e rotinas do setor, verifica os sinais vitais e realiza a anotação de enfermagem com dados do paciente – a enfermeira é responsável por fazer a coleta de dados objetivos (exame físico) e subjetivos (anamnese). Entretanto, quando o paciente está sendo admitido em um setor, tendo sido proveniente de um outro setor do mesmo hospital, ou seja, quando está sendo transferido entre setores, o setor de destino também fará a admissão desse paciente, explicando as normas e rotinas, e dando continuidade no processo de cuidado, não sendo necessário coletar a anamnese inicial do paciente novamente, pois esse registro já se encontra no prontuário.

É na admissão que as equipes de enfermagem multidisciplinar começam a estabelecer confiança entre o paciente e os profissionais que prestarão seus cuidados. A hospitalização gera insegurança, medo e angústias para o paciente e sua família. Para melhorar a experiência do cliente, é preciso criar uma comunicação efetiva e prestar atendimento com ética, humanização, qualidade e segurança.

PROCEDIMENTO

Admissão do paciente

Material
- Impresso próprio.
- Caneta para registro das informações.
- Material para verificação de sinais vitais.

Técnica
- Receber o paciente e familiar na unidade.
- Apresentar-se (nome e função).

- Conferir a pulseira de identificação (conferir dois indicadores padronizados pela instituição, como o nome completo e a data de nascimento do paciente).
- Encaminhar o paciente e o familiar para o quarto e acomodá-los.
- Coletar os dados pessoais – anamnese (enfermeiro), anexar no prontuário exames anteriores.
- Verificar os sinais vitais.
- Realizar orientação sobre normas e rotinas (horário de visita, medidas de segurança de prevenção de queda, uso da campainha).
- Realizar a listagem dos pertences dos pacientes e entregar ao acompanhante os que não forem recomendados permanecer no hospital (pertences de valores).
- Orientá-lo a vestir a roupa do hospital.
- Orientar o paciente e o familiar sobre o funcionamento dos equipamentos eletrônicos do quarto (televisão, telefone).
- Comunicar o serviço de nutrição e dietética.
- Realizar o registro de todas as informações coletadas e orientações realizadas no prontuário.

Exemplo de anotação de enfermagem na admissão de pacientes:

(Data e hora) – Admitido na unidade de internação, leito 10, proveniente de sua residência, deambulando e acompanhado pelo irmão. Consciente e orientado no tempo, espaço e pessoa. Refere queixa de dor abdominal intensa, escore 9 pela escala verbal numérica. Conferida a pulseira de identificação. Verificados os sinais vitais PA: 130 × 80 mmHg, FC: 92 bpm; FR: 18 rpm; Temp. 36,2 ºC. Nega alergias. Orientado sobre normas e rotinas e entregues os pertences pessoais (celular, aliança e relógio) ao irmão. (assinatura e carimbo do profissional)

Transferência

A transferência do paciente envolve sua movimentação para outro setor do mesmo hospital, por exemplo, da unidade de internação para a unidade de terapia intensiva, classificada como transferência interna, ou movimentação para outra instituição, classificada como transferência externa.

Independentemente do tipo de transferência, sendo interna ou externa, é preciso garantir a comunicação entre o setor que está transferindo e o setor que está recebendo o paciente. A troca de informações objetiva a continuidade do cuidado e envolve: diagnóstico, condições clínicas, exames realizados, exames pendentes, cuidados prescritos, entre outros. A família do paciente deve ser avisada do processo de transferência.

A solicitação de transferência deve ser prescrita pela equipe médica e a equipe de enfermagem responsável pela transferência deve realizar o registro em prontuário. Após a transferência do paciente, é preciso comunicar o serviço de nutrição e dietética, o setor do laboratório e o setor de internação, para que todos fiquem cientes da movimentação do paciente e reprogramem suas atividades.

Para transferência interna, após a prescrição médica, a equipe de enfermagem deve avaliar as condições clínicas do paciente, determinando qual meio de transporte será utilizado para o traslado, como maca, cama ou cadeira de rodas. O prontuário e pertences do paciente devem ser encaminhados para o setor de destino.

Para transferência externa, o médico deve avaliar as condições clínicas do paciente e determinar o meio de transporte, aéreo ou rodoviário. O prontuário não é encaminhado junto ao paciente, sendo enviados apenas os relatórios com o resumo das informações necessárias para a continuidade do cuidado. O prontuário é arquivado na instituição de origem.

PROCEDIMENTO

Transferência do paciente

Material
- Impresso próprio.
- Caneta para registro das informações.

Técnica
- Comunicar o paciente e o familiar com antecedência sobre a transferência.
- Realizar a passagem de plantão com informações sobre condições clínicas, exames realizados e/ou pendentes, dispositivos invasivos (cateteres, drenos, sondas) e recomendações e ordens prescritas, entre outras informações pertinentes ao cuidado.

- Separar o prontuário e exames anteriores.
- Transferência interna: encaminhar todos os documentos com o paciente.
- Transferência externa: separar o prontuário para arquivar e encaminhar somente os exames anteriores trazidos pelo paciente.
- Conferir a pulseira de identificação (verificar dois indicadores padronizados pela instituição, como o nome completo e a data de nascimento).
- Preparar o paciente, posicioná-lo na maca, cama ou cadeira de rodas para realizar o transporte.
- Realizar o transporte para transferência:
  - Transferência interna: acomodar o paciente no novo quarto.
  - Transferência externa: encaminhar o paciente até o meio de transporte solicitado, como a ambulância.
  - Realizar a anotação de enfermagem.

> Exemplo de anotação de enfermagem na transferência do paciente:
>
> *(Data e hora) – Realizada transferência interna do setor de unidade de terapia intensiva (UTI) para a unidade de internação, leito 312, de cadeira de rodas. Consciente e orientado. Mantém acesso venoso periférico em antebraço esquerdo, salinizado e sem sinais flogísticos. Acomodado no leito 312 e segue acompanhado por familiar (esposa). Realizadas orientações das medidas de segurança. Passado o plantão para técnico de enfermagem X. (assinatura e carimbo do profissional)*

Alta

A alta envolve a saída do paciente do setor no qual ele está internado – por exemplo, alta da unidade de terapia intensiva – para a enfermaria ou alta da enfermaria para sua casa (alta hospitalar).

A alta é avaliada e prescrita pela equipe médica, sendo de responsabilidade da enfermagem preparar o paciente, orientá-lo, juntamente com a sua família, sobre os cuidados e orientações médicas e de enfermagem prescritos, e comunicar os demais setores sobre esse processo, como nutrição, laboratório e internação, para que todos suspendam seus serviços.

O processo de alta do paciente é planejado desde o momento de sua admissão, estabelecendo metas de cuidados e avaliando a sua evolução. Envolver o paciente e a família nesse processo é fundamental para que todos se preparem para esse momento, diminuindo ansiedade, angústias e medos. Caso o paciente precise de cuidados específicos após a alta com curativos, drenos, sondas, administração de insulina ou outro cuidado, a equipe de enfermagem é responsável por educar o paciente e familiar nesses cuidados ainda na internação, capacitando-os para a alta.

Todavia, a equipe pode se deparar com a solicitação do paciente ou familiares da alta hospitalar antes do momento programado pela equipe médica, sendo conhecida como alta a pedido. Esse é um direito do paciente, e um responsável legal ou o próprio paciente deve assinar os impressos que comprovem a solicitação e todos os registros de riscos e não recomendações médicas para essa ação devem estar bem descritos no prontuário e documentos. Outro caso, que também pode ocorrer, é o paciente e os familiares se recusarem a assinar os documentos necessários para a alta a pedido e insistirem em sair da instituição de saúde, constatando evasão. Nesse caso, todo o ocorrido deve ser registrado em prontuário com a descrição de todos os detalhes das ações e orientações, e se possível ter uma testemunha, outro profissional de sua equipe, para relatar o ocorrido também.

PROCEDIMENTO

Alta do paciente

Material
- Impresso próprio.
- Caneta para registro das informações.

Técnica
- Verificar no prontuário a prescrição médica com registro da alta.
- Comunicar o paciente e familiares.
- Conferir a pulseira de identificação (verificar dois indicadores padronizados pela instituição, como nome completo e data de nascimento).

- Realizar as orientações sobre a alta hospitalar: data de retorno médico, horários dos medicamentos, cuidados específicos, entre outras.
- Comunicar os serviços de nutrição e dietética, laboratório e internação.
- Entregar os impressos referentes à alta e exames anteriores. Assinar a via que ficará anexada no prontuário.
- Realizar o transporte até a saída do hospital, se necessário.
- Realizar a anotação de enfermagem.

Exemplo de anotação de enfermagem na alta do paciente:

(Data e hora) – Alta hospitalar. Retirado acesso venoso periférico do antebraço direito e ocluída a região com adesivo. Realizadas as orientações sobre as medicações de uso contínuo e retorno médico. Entregues os exames de radiografia de tórax. Encaminhado até saída do hospital de cadeira de rodas e acompanhado por familiar (esposa). (assinatura e carimbo do profissional)

Direitos dos pacientes

Os direitos dos pacientes estão descritos na Lei estadual de São Paulo nº 10.241, de 17 de março de 1999, que dispõe sobre os direitos dos usuários dos serviços e das ações de saúde no Estado e dá outras providências, e na Portaria nº 1.820, de 13 de agosto de 2009, que dispõe sobre os direitos e deveres dos usuários de saúde. As instituições de saúde entregam ou deixam disponível para os pacientes e familiares essas informações durante o período de internação. Entre os direitos dos pacientes, podemos destacar:

- receber um atendimento digno, atencioso e respeitoso;
- serem identificados e tratados pelo seu nome ou sobrenome e não serem identificados ou tratados por números, códigos ou de modo genérico, desrespeitoso ou preconceituoso;
- terem resguardado o segredo sobre seus dados pessoais, sendo mantido o sigilo profissional, desde que não acarrete riscos a terceiros ou à saúde pública;
- poderem identificar as pessoas responsáveis direta e indiretamente por sua assistência, por meio de crachás visíveis, legíveis e que contenham informações como nome completo, função, cargo e nome da instituição;
- receberem informações claras, objetivas e compreensíveis sobre:
  - hipóteses diagnósticas;
  - diagnósticos realizados;
  - exames solicitados;
  - ações terapêuticas;
  - riscos, benefícios e inconvenientes das medidas diagnósticas e terapêuticas propostas;
  - duração prevista do tratamento proposto;
  - exames e condutas a que serão submetidos;
  - finalidade dos materiais coletados para exame;
  - alternativas de diagnósticos e terapêuticas existentes, no serviço de atendimento ou em outros serviços;
  - o que julgarem necessário.
- consentirem ou recusarem, de forma livre, voluntária e esclarecida, com adequada informação, procedimentos diagnósticos ou terapêuticos a serem neles realizados;

- ▶ acessarem, a qualquer momento, o seu prontuário médico, nos termos do artigo 3º da Lei Complementar nº 791, de 9 de março de 1995;
- ▶ receberem por escrito o diagnóstico e o tratamento indicado, com a identificação do nome do profissional e o seu número de registro no órgão de regulamentação e controle da profissão;
- ▶ terem assegurados, durante as consultas, as internações, os procedimentos diagnósticos e terapêuticos, e na satisfação de suas necessidades fisiológicas:
  - ■ a sua integridade física;
  - ■ a privacidade;
  - ■ a individualidade;
  - ■ o respeito aos seus valores éticos e culturais;
  - ■ a confidencialidade de toda e qualquer informação pessoal;
  - ■ a segurança do procedimento;
  - ■ serem acompanhados, se assim desejarem, nas consultas e internações por pessoa por eles indicada;
  - ■ terem a presença do pai nos exames pré-natais e no momento do parto;
- ▶ terem um local digno e adequado para o atendimento;
- ▶ receberem ou recusarem assistência moral, psicológica, social ou religiosa;
- ▶ serem prévia e expressamente informados quando o tratamento proposto for experimental ou fizer parte de pesquisa;
- ▶ receberem anestesia em todas as situações indicadas;
- ▶ recusarem tratamentos dolorosos ou extraordinários para tentar prolongar a vida;
- ▶ optarem pelo local de morte.

Consentimento livre e esclarecido

O termo de consentimento livre e esclarecido (TCLE) é um documento aplicado pelo médico ao paciente ou ao responsável legal para documentar a explicação e informações prestadas a respeito de procedimentos diagnósticos ou terapêuticos indicados ao paciente, e aprovação para tal intervenção.

O TCLE deve ser claro e objetivo, contendo informações sobre riscos, benefícios e possíveis efeitos colaterais, complicações, cuidados, entre outros aspectos específicos ao procedimento a ser realizado. Além da aplicação do termo antes de procedimentos invasivos e/ou anestesias, a equipe médica deve esclarecer dúvidas que possam surgir nas orientações verbais ou na leitura do termo. São exemplos de procedimentos que necessitam da aplicação do TCLE: cirurgias e procedimentos sob anestesia, como endoscopia, colonoscopia, entre outros.

As instituições de saúde elaboram seus próprios TCLE, padronizando a aplicação e orientações realizadas, independentemente da equipe médica. É importante ressaltar que a aplicação desses termos é de responsabilidade do médico, ficando a cargo da enfermagem conferir o preenchimento correto e anexar os termos ao prontuário do paciente, antes de encaminhá-lo para a realização do procedimento.

Biosseguranca e precauções nos serviços de saúde

A Comissão Técnica Nacional de Biossegurança (CTNBio) foi criada por meio da Lei nº 11.105, de 24 de março de 2005, com a finalidade de prestar apoio técnico, atualização e implementação de Política Nacional de Biossegurança.

Biossegurança aborda medidas de controle de infecção para a proteção da equipe assistencial e pacientes que recebem os cuidados, além de ter um papel de extrema importância de educação sanitária e ambiental. O Ministério do Trabalho e Emprego instituiu a Norma Regulamentadora número 32 (NR32), que trata da Segurança e Saúde no Trabalho em Serviços de Saúde, estabelecendo diretrizes para a implementação de medidas de proteção à saúde e segurança dos trabalhadores, e a NR 6, que trata sobre o equipamento de proteção individual, entre outras normas regulamentadoras.

As principais estratégias adotadas para a redução de infecção na área da saúde envolvem medidas de proteção de exposição de materiais biológicos, com o uso de equipamentos de proteção individual (EPIs), imunização, utilização de medidas de precaução padrão, descarte correto de perfurocortante e higienização das mãos, entre outras.

O Ministério da Saúde, por meio da Agência Nacional de Vigilância Sanitária (Anvisa) e dos *Centers for Disease Control and Prevention (CDC)*, localizados nos Estados Unidos, regulamentam portarias, diretrizes e medidas de controle de infecção que, por sua vez, são implementados nos ambientes de saúde pela Comissão de Controle de Infecção Hospitalar (CCIH).

Equipamentos de proteção individual (EPIs)

A NR 64 do Ministério da Saúde considera um equipamento de proteção individual todo dispositivo ou produto, de uso individual, utilizado pelo trabalhador, destinado à proteção de riscos suscetíveis de ameaçar a segurança e a saúde no trabalho, protegendo do contato com agentes biológicos, químicos e físicos. A empresa é obrigada a fornecer esses materiais aos empregados gratuitamente, segundo a Lei nº 6.514, de 22 de dezembro de 1997, seção IV, art. 166. E cabe ao empregado utilizar adequadamente o EPI em suas atividades, além de guardá-lo e conservá-lo.

Os EPIs utilizados na área da saúde relacionados a precauções padrão e específicas (contato, gotículas e aerossóis) incluem: gorro, óculos, máscaras, avental e luvas.

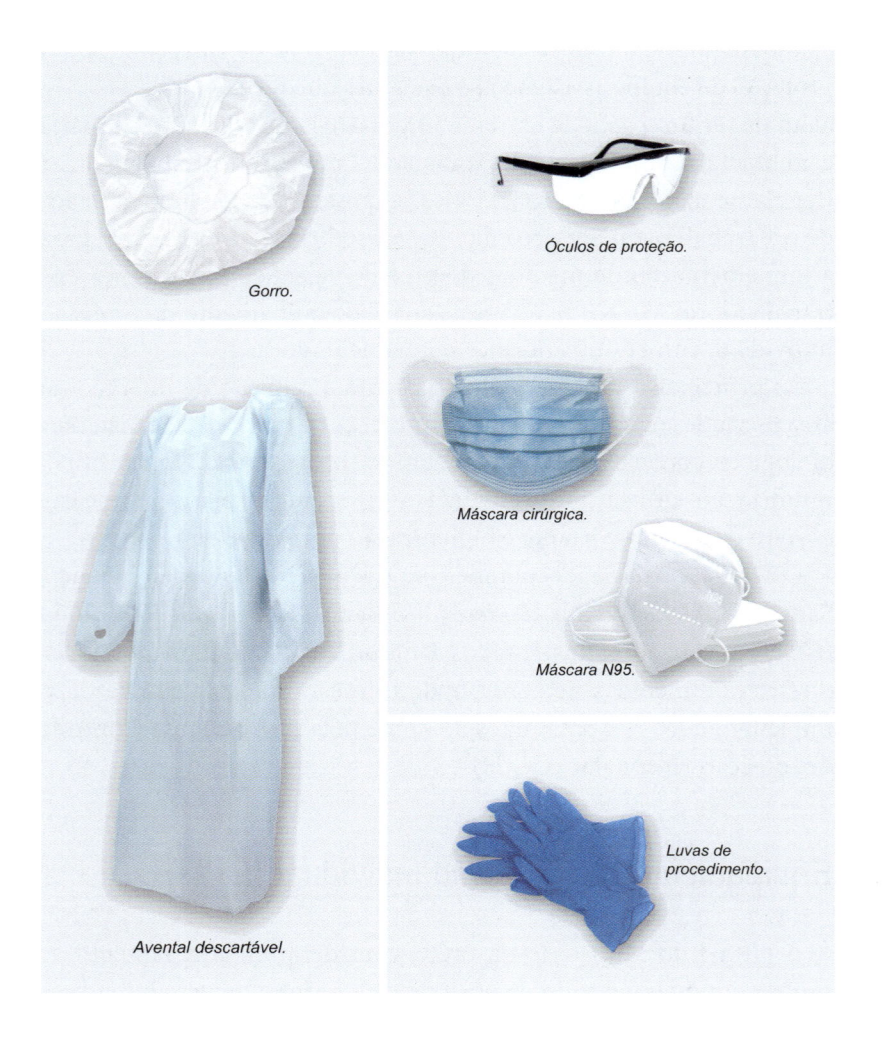

Gorro.

Óculos de proteção.

Máscara cirúrgica.

Máscara N95.

Avental descartável.

Luvas de procedimento.

Medidas de precaução

A seguir, serão descritas as medidas de precaução e os EPIs adequados para cada tipo. É importante ressaltar que a higienização das mãos não pode ser substituída por nenhuma outra medida de proteção, ou seja, a higiene das mãos deve acontecer independentemente do uso de medidas de proteção adicionais.

O paciente em isolamento e precaução deve ser acomodado em um quarto privativo ou manter distância mínima de um metro de outro paciente, caso seja necessário internar mais de um paciente em um mesmo quarto, e deve-se agrupar os pacientes colonizados com o mesmo microrganismo.

Pontos de atenção: Descarte os suplementos utilizados com esses pacientes nos lixos adequados. Evite compartilhar equipamentos entre pacientes em isolamento e, por precaução, se possível, mantenha o uso exclusivo de equipamentos, como estetoscópio, esfigmomanômetro e termômetro.

- **Precaução padrão:** deve ser utilizada para todos os pacientes. Inclui higienização das mãos e uso de EPIs, como máscaras, luvas, óculos e aventais, quando houver o risco de contato com fluidos corporais, além do descarte correto de perfurocortantes.
- **Precaução de contato:** deve ser utilizada para pacientes colonizados com microrganismos multirresistentes, que são transmitidos pelo contato direto e indireto. Os EPIs utilizados pelo profissional de saúde são o avental e as luvas. Para realizar o transporte desse paciente, o profissional de saúde é quem deve se paramentar com os EPIs, não é recomendado paramentar o paciente.
- **Precaução de gotículas:** deve ser utilizada para pacientes infectados com microrganismos transmissíveis por via respiratória através de gotículas. O EPI utilizado pelo profissional de saúde é a máscara cirúrgica. Para realizar o transporte desse paciente, é necessário colocar a máscara cirúrgica no paciente, para que ele não transmita a doença para outras pessoas durante o trajeto.
- **Precaução de aerossóis:** deve ser utilizada para pacientes infectados com microrganismos transmissíveis por via respiratória através do ar, por longo período de tempo. Exige um quarto com instalação de fluxo de

ar negativo, no qual o ar é exaurido para fora do quarto e as trocas de ar sejam realizadas com menos frequência. O ar que não retornar para o sistema de ventilação é filtrado por um filtro de partícula de ar de alta eficiência (HEPA). O EPI utilizado pelo profissional de saúde é a máscara PFF2 (máscara N95). Para realizar o transporte desse paciente, é necessário colocar a máscara cirúrgica no paciente, para que ele não transmita a doença para outras pessoas durante o trajeto.

Resíduos de serviços de saúde (RSS)

No Brasil, a Anvisa e o Conselho Nacional do Meio Ambiente (Conama) são responsáveis por orientar, definir regras e regular a geração e o manejo dos resíduos de serviços de saúde, com o objetivo de preservar a saúde e o meio ambiente, garantindo sua sustentabilidade.

De acordo com a Resolução Anvisa RDC nº 306, de 7 de dezembro de 2004, e a Resolução Conama nº 358, de 29 de abril de 2005, os RSS são classificados em cinco grupos: A, B, C, D e E.

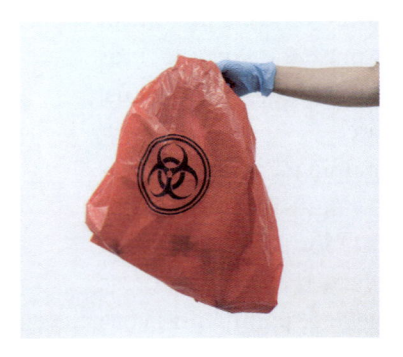

Grupo A – componentes com possível presença de agentes biológicos que podem apresentar risco de infecção. Exemplos: placas e lâminas de laboratório, peças anatômicas (membros), tecidos e bolsas transfusionais contendo sangue.

FIGURA 1 – DESCARTE DE RESÍDUO COM RISCO BIOLÓGICO.

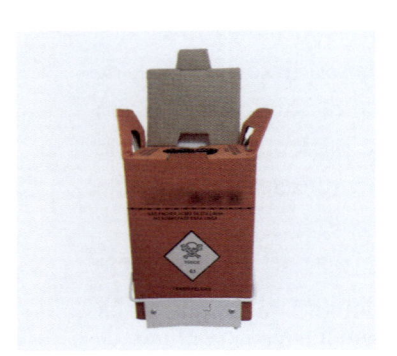

Grupo B – substâncias químicas que podem apresentar risco à saúde pública ou ao meio ambiente em razão de suas características, como inflamabilidade, corrosividade, reatividade e toxicidade. Exemplos: medicamentos, reagentes de laboratório, resíduos contendo metais pesados.

FIGURA 2 – DESCARTE DE RESÍDUO COM RISCO QUÍMICO.

Grupo C – quaisquer materiais resultantes de atividades humanas que contenham radionuclídeos em quantidades superiores aos limites de eliminação especificados nas normas da Comissão Nacional de Energia Nuclear (Cnen), como os serviços de medicina nuclear e de radioterapia.

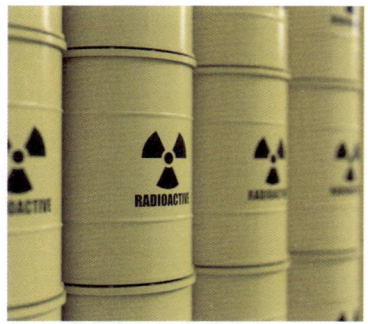

FIGURA 3 – DESCARTE DE RESÍDUO COM RISCO RADIOATIVO.

Grupo D – não apresentam risco biológico, químico ou radiológico à saúde ou ao meio ambiente, como os resíduos domiciliares. Ex.: alimentos, resíduos das áreas administrativas.

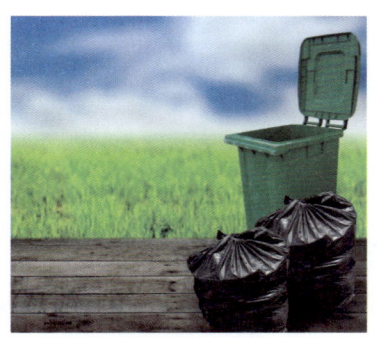

FIGURA 4 – DESCARTE DE RESÍDUO COMUM.

Grupo E – materiais perfurocortantes, como agulhas, ampolas de vidro, lâminas de bisturi e lancetas.

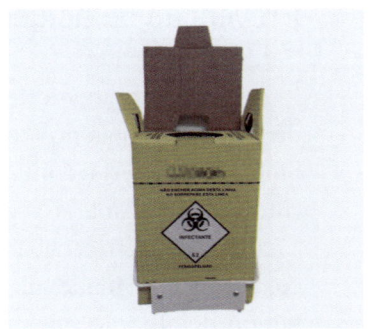

FIGURA 5 – DESCARTE DE RESÍDUO BIOLÓGICO E PERFUROCORTANTE.

Os descartes corretos dos RSS estão diretamente associados à preservação do meio ambiente e à prevenção de acidentes de trabalho com material biológico. Para cada tipo de lixo há uma representação visual de acordo com seu risco. Os mais presentes no ambiente hospitalar são: infectantes (biológicos), resíduos químicos, radioativos e comuns.

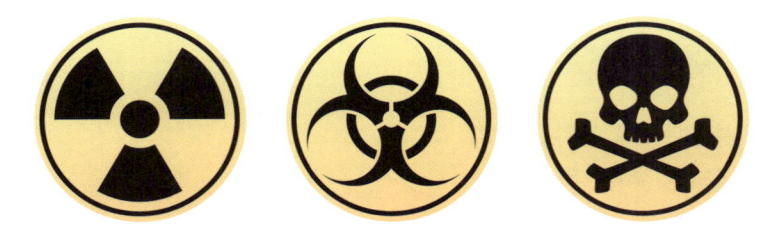

FIGURA 6 – SÍMBOLOS DE RISCO BIOLÓGICO (INFECTANTE), QUÍMICO E RADIOATIVO.

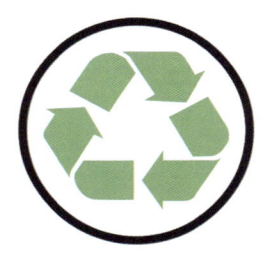

FIGURA 7 – SÍMBOLO DE DESCARTE DE RESÍDUO COMUM.

Prevenção de acidentes com material biológico

A NR 32 abrange diferentes situações de exposição aos agentes de risco presentes no ambiente de trabalho, como agentes de risco biológico (material contaminado), químico (quimioterápicos), físico (radiação ionizante) e ergonômico (atividades laborais).

A enfermagem está bastante propensa à exposição a riscos biológicos em suas atividades diárias, de acordo com suas atribuições e maior tempo de atuação nos cuidados diretos ao paciente. Os principais acidentes com riscos biológicos estão relacionados aos perfurocortantes. Esse tipo de acidente favorece a contaminação do profissional por doenças infecciosas graves, como hepatite B e C e HIV.

O Ministério da Saúde classifica como fluidos biológicos de risco: sangue, fluidos orgânicos potencialmente infectantes, como sêmen, secreção vaginal, líquor, líquido sinovial, líquido pleural, peritoneal, pericárdico e amniótico, e fluidos orgânicos potencialmente não infectados, como suor, lágrima, fezes, urina e saliva, exceto se contaminado com sangue.

As instituições de saúde devem trabalhar de forma a conscientizar seus trabalhadores a aderirem às medidas de proteção relacionadas à segurança no trabalho, seguindo as recomendações estabelecidas para melhores práticas.

Dentre as medidas de prevenção de acidentes com material biológico que os profissionais de saúde devem seguir, podemos citar as principais:

- Utilizar corretamente os EPIs, como luva, gorro, máscara, avental e óculos, ao manipular material contaminado;
- Higienizar as mãos nos momentos preconizados;
- Realizar o descarte seguro de perfurocortante:
  - não reencapar a agulha;
  - não ultrapassar o limite de segurança do recipiente de descarte de perfurocortante, não ultrapassando o limite de 2/3 de sua capacidade total;
  - descartar o perfurocortante imediatamente após o uso;
  - deixar o recipiente de descarte de perfurocortante o mais próximo possível do local do procedimento;
  - lacrar e descartar de forma correta o recipiente de descarte de perfurocortante;
- Manter a imunização do profissional de saúde atualizada.

Ergonomia ocupacional

A ergonomia no trabalho de enfermagem é um aspecto muito importante da saúde do trabalhador. A NR 17 estabelece parâmetros para permitir a adaptação das condições de trabalho às características psicofisiológicas dos trabalhadores, que incluem adaptações do ambiente, altura de equipamentos e superfícies, e condições favoráveis para fazer o transporte de pacientes, evitando assim ocasionar lesões no sistema musculoesquelético nos profissionais. A NR 32 não apresenta um capítulo exclusivo sobre ergonomia ocupacional; entretanto, há diversas ações de prevenção diluídas nos demais capítulos da norma regulamentadora.

Procedimentos

EQUIPAMENTO DE PROTEÇÃO INDIVIDUAL – PARAMENTAÇÃO

A equipe assistencial deve garantir a paramentação correta dos EPIs para prestar uma assistência segura e diminuir os riscos de se contaminar.

A sequência correta para a vestimenta dos EPIs é:
- avental – com a abertura voltada para a região dorsal;
- máscara;
- óculos ou protetor facial;
- luvas.

Os EPIs devem ser retirados na antessala do quarto, seguindo também uma sequência correta, para que o profissional não se contamine na retirada dos equipamentos:
- luvas;
- óculos ou protetor facial;
- máscara;
- avental.

Caso o quarto não possua antessala, o profissional deve retirar as luvas e o avental dentro do quarto do paciente, e retirar os demais EPIs próximo à porta do quarto do lado de fora, para que não se contamine.

A higiene das mãos deve ser realizada antes da paramentação com os EPIs e imediatamente após a retirada deles. Lembre-se de que o uso de luvas não substitui a higiene das mãos nos cinco momentos preconizados pela Organização Mundial da Saúde.

Higienização das mãos e medidas para prevenir a infecção hospitalar

Higiene das mãos

Os profissionais da área da saúde utilizam as mãos como principal instrumento de trabalho, que acabam sendo as principais disseminadoras de microrganismos no meio hospitalar. Por isso, a medida mais eficiente e simples de prevenir infecções cruzadas é higienizando as mãos.

Essa higienização nem sempre esteve na rotina diária dos profissionais da saúde. Antigamente, os atendimentos médicos eram realizados sem essa preocupação, sem qualquer tipo de higiene, seja das mãos ou de instrumentos. Nessa época, em 1848, havia uma altíssima incidência de infecção pós-parto, conhecida como "febre do parto". O médico húngaro Ignaz Semmelweis notou que as mortes pós-parto eram mais comuns nos partos realizados pelos médicos que também dissecavam cadáveres do que nos partos realizados por parteiras.

Então, Semmelweis começou a realizar diversas experiências para tentar encontrar as possíveis causas das mortes pós-parto, entre elas a contaminação pelo ar, as aglomerações e as suposições religiosas; entretanto, todas foram desconsideradas após os estudos. Até que um dia um colega de profissão se feriu com um bisturi e, depois de um tempo, começou a manifestar os sintomas da febre pós-parto. Após sua morte, Semmelweis realizou a necropsia e verificou que os órgãos de Kolletschka estavam muito semelhantes aos das mulheres vítimas da febre pós-parto. Com isso, correlacionou o aparecimento da febre com partículas que poderiam ter vindo do cadáver, infectando as mãos do médico e, consequentemente, as parturientes.

Assim, o médico húngaro começou a imergir os instrumentos de trabalho em solução com cloro e lavar as mãos antes de realizar os partos, e obteve uma queda drástica nos números de morte pós-parto.

Porém, ele enfrentou muita resistência da equipe médica em adotar tais medidas, que se recusava a concordar com a eficácia da lavagem das mãos e por falta de publicações sobre o assunto.

Com a evolução das pesquisas, a prática de higienização das mãos começou a ser adotada e difundida pelos profissionais de saúde, tornando-se uma medida protocolar dos serviços de saúde no fim do século XIX.

A pele humana é colonizada pela flora microbiana residente e transitória. A flora residente é localizada nas camadas mais profundas e pode ser inativada por antissépticos, e não pela higienização simples das mãos, é de baixa virulência e raramente causa infecção. A flora transitória está presente na superfície da pele, sendo facilmente removível pela higienização das mãos com água e sabão, porém é responsável por algumas infecções cruzadas na área hospitalar. Na tabela a seguir, podemos ver os microrganismos mais comuns encontrados na pele.

TABELA 1. MICRORGANISMOS ENCONTRADOS NA PELE

Microrganismo	Faixa de Prevalência (%)
Staphylococcus epidermidis	85 – 100%
Staphylococcus aureus	10 – 15%
Streptococcus pyogenes (grupo A)	0 – 4%
Propionibacterium acnes (difteróides anaeróbios)	45 – 100%
Corynebacterium (difteróides aeróbios)	55%
Candida spp	comum
Clostridium perfringens (especialmente nas extremidades inferiores)	40 – 60%
Enterobacteriaceae	incomum
Acinetobacter spp	25%
Moraxella spp	5 – 15%
Mycobacterium spp	raro

Fonte: Herceg; Peterson (1997).

O procedimento de higiene das mãos pode ser realizado com diferentes produtos, como água e sabonete comum, água e sabonete com agente antisséptico ou com produtos alcoólicos, sendo classificada como higiene simples, higiene antisséptica, higiene antisséptica das mãos com preparação alcoólica e antissepsia cirúrgica das mãos.

A escolha de qual produto utilizar está relacionada com a finalidade do procedimento a ser executado e as condições das mãos do profissional. A tabela a seguir descreve as principais indicações para o uso de produtos alcoólicos e de água e sabonete.

TABELA 2. PRODUTOS UTILIZADOS NA HIGIENIZAÇÃO DAS MÃOS E SUAS INDICAÇÕES

Produtos	Indicações
Sabonete líquido e água	Quando estiverem visivelmente sujas de sangue ou outros fluidos corporais ou após uso do banheiro. Quando a exposição a potenciais patógenos formadores de esporos for fortemente suspeita ou comprovada, inclusive surtos de C. *difficile*. Em todas as outras situações nas quais houver impossibilidade de obter preparação alcoólica.
Preparação alcoólica	Quando as mãos não estiverem visivelmente sujas e antes e depois de tocar o paciente, e após remover luvas. Antes do manuseio de medicação ou preparação de alimentos.

Fonte: Brasil (2007).

A OMS (2014) preconiza a higienização das mãos em cinco momentos para garantir uma assistência segura ao paciente, com menos riscos de contaminação. A higienização das mãos nesses momentos diminui o risco de infecção cruzada pelo contato direto e/ou indireto do profissional de saúde com os pacientes. A seguir, será apresentada a imagem descrevendo os cinco momentos de higienização das mãos.

FIGURA 1 – CINCO MOMENTOS DE HIGIENIZAÇÃO DAS MÃOS
Fonte: OMS (2014).

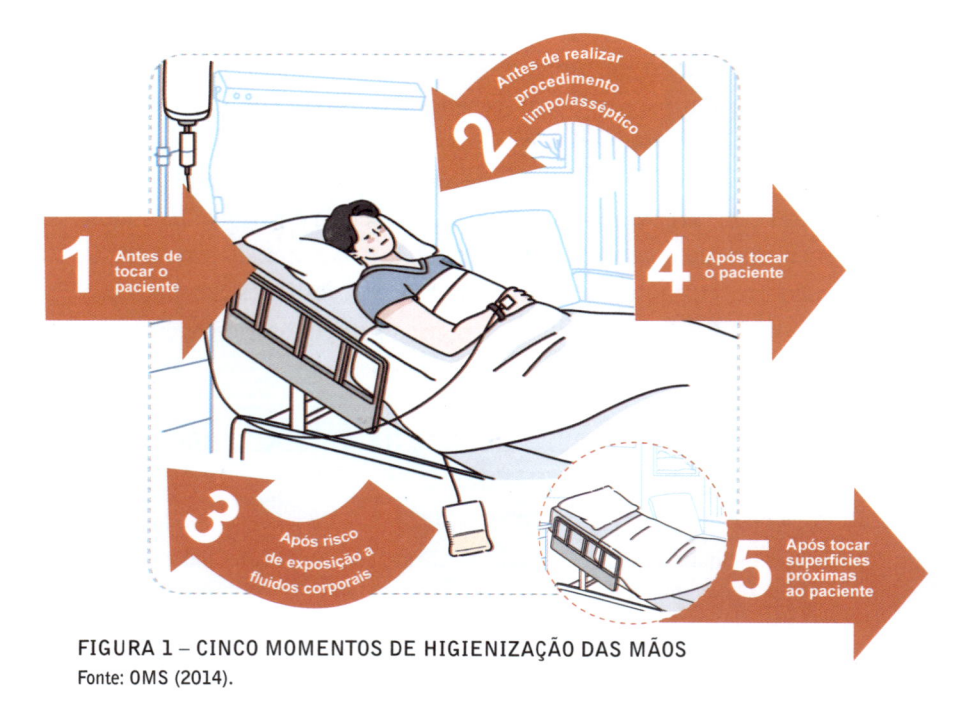

O combate às infecções adquiridas nos hospitais e serviços de saúde ainda é um desafio diário desses setores e profissionais. Essas infecções são classificadas como infecções relacionadas à assistência à saúde (IRAS) e são consideradas eventos adversos nos serviços de saúde. A presença de IRAS piora a qualidade de vida do paciente, aumentando a morbidade e a mortalidade, além de prolongar o tempo de internação e elevar os custos.

As medidas de precaução e higiene são necessárias para prevenir a transmissão de infecção entre pacientes e profissionais da saúde; por isso, deve-se educar e sensibilizar os profissionais para que sigam corretamente as medidas de proteção nos serviços de saúde. Além disso, a educação dos pacientes e familiares também deve ser incorporada nos cuidados prestados, uma vez que esse grupo pode atuar como barreira do processo de transmissão, quando bem orientados.

Para uma infecção acontecer, é preciso que a cadeia de infecção se complete, visto que a presença de um agente patogênico não significa que haverá necessariamente uma infecção. A cadeia de infecção é composta pelos seguintes elementos:

```
        Agente
       infeccioso
                      ↘
Hospedeiro           Reservatório
 suscetível           ou fonte
     ↑                    ↓
 Porta de              Porta
 entrada              de saída
     ↖   Mecanismo    ↙
         de transmissão
```

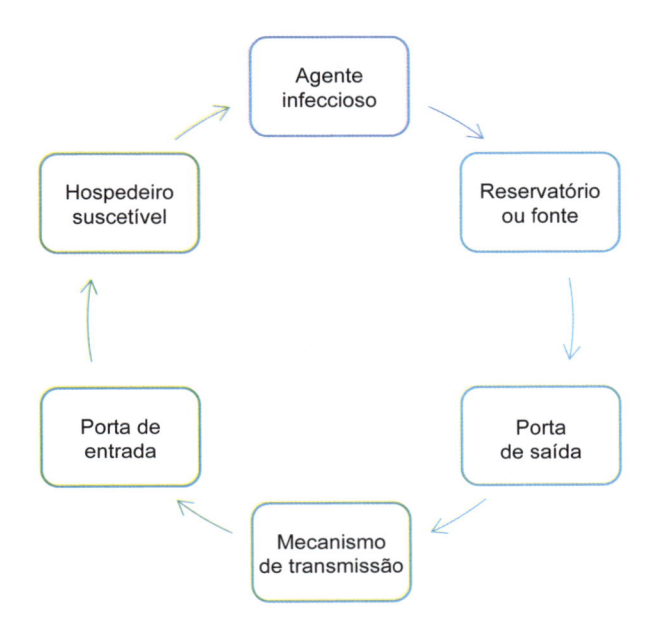

FIGURA 2 – CADEIA DE INFECÇÃO.
Fonte: Potter; Perry (2013).

Agente infeccioso: são os vírus, bactérias, fungos e protozoários, por exemplo. O potencial para causar doenças varia de acordo com sua virulência (capacidade de produzir doença), capacidade de entrar e sobreviver no hospedeiro e a suscetibilidade do hospedeiro. Medidas como higiene das mãos quebram a cadeia de transmissão do agente.

Reservatório: local onde os microrganismos estão depositados, multiplicam-se e aguardam para serem transmitidos para um hospedeiro suscetível. São exemplos de reservatórios: água, alimentos, insetos, seres humanos, animais.

Porta de saída: trata-se da eliminação de fluídos corporais, como sangue, urina, fezes, pele e mucosas, pelo trato respiratório, geniturinário, gastrointestinal e transplacentário (da mãe para o feto).

Modos de transmissão: a transmissão pode acontecer por contato direto ou indireto com superfície ou pessoas contaminadas e/ou por via respiratória (gotícula ou aerossol). Uma doença pode ser transmitida por mais de uma via – por exemplo: herpes zoster – contato e respiratório. As principais vias de transmissão da área hospitalar estão relacionadas à não higienização das mãos e não limpeza dos equipamentos médicos (ex. estetoscópio).

Porta de entrada: abrange as mesmas vias da porta de saída. Pacientes com sistema imunológico deprimido possuem maior suscetibilidade para desenvolver doenças.

Hospedeiro suscetível: pessoa com menor grau de resistência a um patógeno. Fatores de risco que podem favorecer a suscetibilidade: idade, estado nutricional, presença de doenças e tabagismo.

O corpo humano possui mecanismos de defesa contra infecções. Entre eles estão:

- **Flora normal:** presença de microrganismos que residem nas camadas da pele, saliva, mucosa, trato gastrointestinal, geniturinário, entre outros. Essa flora geralmente não causa doença quando localizada em sua área de origem e agem protegendo o corpo de alguns microrganismos invasores.
- **Defesas do corpo:** as camadas de cílios presentes no trato respiratório, a produção de lágrimas e a acidez das secreções gástricas são exemplos de mecanismos de defesa natural do organismo.
- **Processo de inflamação:** resposta do organismo contra ferimentos, irritações e corpos estranhos, onde são enviadas células de defesa, com o aumento da permeabilidade vascular, a fim de eliminar o agente que desencadeou o processo. Os sinais de inflamação são: edema, hiperemia e aumento da temperatura local, podendo haver perda da função da estrutura afetada.

Na hospitalização do paciente aumenta a probabilidade dele adquirir IRAS, que estão relacionadas a realizações de procedimentos invasivos, quebra nas medidas de controle e prevenção de infecções e presença de microrganismos multirresistentes. As IRAS são classificadas em pneumonia relacionada à assistência à saúde, infecção do trato urinário, infecção de corrente sanguínea e infecção de sítio cirúrgico.

Procedimentos

Antes de realizar qualquer tipo de higiene das mãos, atente-se aos seguintes pontos:

- ▶ inspecione a superfície das mãos e, caso encontre lesões, não se recomenda que preste assistência direta aos pacientes;
- ▶ retire todos os adornos, como: anéis, pulseiras e relógio;
- ▶ não utilize unhas postiças, pois favorece a colonização de microrganismos;
- ▶ mantenha sempre as unhas curtas;
- ▶ evite usar esmaltes.

HIGIENE SIMPLES DAS MÃOS

A higiene simples das mãos tem como finalidade remover os microrganismos que colonizam as camadas superficiais da pele (microbiota transitória das mãos), acumulando-se no suor, na oleosidade e nas células mortas. A duração da técnica deve ser de 40 a 60 segundos.

Material

- ▶ Pia de fácil acesso, água e sabonete, papel-toalha descartável, lixeira comum.

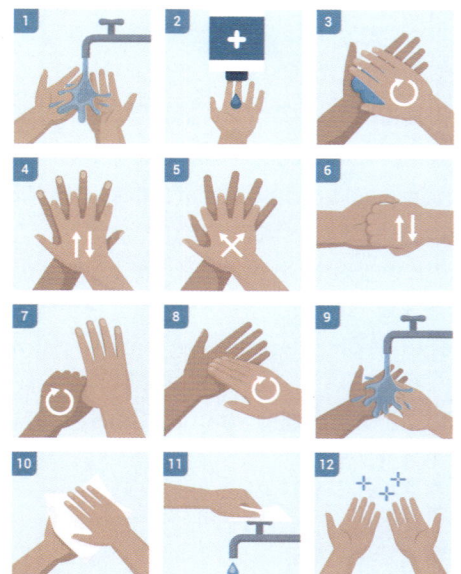

Técnica

1. Acionar a torneira e molhar as mãos com água.
2. Aplicar e espalhar o sabonete nas palmas das mãos.
3. Friccionar as mãos para garantir que o produto atinja todas as regiões das mãos.
4. Friccionar a palma da mão direita contra o dorso da mão esquerda com os dedos entrelaçados, e vice-versa.
5. Friccionar os espaços interdigitais com as mãos em contato palma com palma.
6. Friccionar o dorso dos dedos de uma mão com a palma da mão oposta, e vice-versa.
7. Friccionar o polegar com a mão oposta com movimentos circulares, e vice-versa.
8. Friccionar as pontas dos dedos e unhas da mão na palma da mão oposta com movimentos circulares, e vice-versa.
9. Enxaguar bem as mãos com água.
10. Secar as mãos com papel-toalha descartável.
11. Caso a torneira seja de acionamento manual, feche-a com o auxílio do papel-toalha.
12. Suas mãos estão limpas.

HIGIENE ANTISSÉPTICA DAS MÃOS

A higiene antisséptica das mãos tem como finalidade a remoção de sujidades e da microbiota transitória presente, além de reduzir a microbiota residente. A duração da técnica deve ser de 40 a 60 segundos.

Material
Pia de fácil acesso, água e sabonete antisséptico, papel-toalha descartável, lixeira comum.

Técnica
A técnica utilizada para a higiene antisséptica das mãos é a mesma utilizada para a higiene simples, alterando apenas o sabonete comum pelo antisséptico.

HIGIENE ANTISSÉPTICA DAS MÃOS COM PRODUTO ALCOÓLICO

A higiene antisséptica das mãos com produto alcoólico tem como finalidade reduzir a carga microbiana das mãos e, em alguns casos, pode substituir a higienização das mãos com água e sabonete, quando as mãos não estiverem visivelmente sujas.

Os produtos alcoólicos utilizados devem apresentar concentração mínima de 70%. A duração da técnica deve ser de 20 a 30 segundos.

Material
- Dispensador com produto alcoólico.

Técnica
- Acionar o dispensador de álcool.
- Aplicar e espalhar o produto alcoólico nas palmas das mãos.
- Friccione as mãos para garantir que o produto atinja todas as regiões das mãos.
- Friccionar a palma da mão direita contra o dorso da mão esquerda com os dedos entrelaçados, e vice-versa.
- Friccionar os espaços interdigitais com as mãos em contato palma com palma.
- Friccionar o dorso dos dedos de uma mão com a palma da mão oposta, e vice-versa.

- Friccionar o polegar com a mão oposta com movimentos circulares, e vice-versa.
- Friccionar as pontas dos dedos e unhas da mão na palma da mão oposta com movimentos circulares, e vice-versa.

ANTISSEPSIA CIRÚRGICA DAS MÃOS

A antissepsia cirúrgica das mãos ou degermação das mãos tem como finalidade remover a microbiota transitória e diminuir a microbiota residente, prolongando o tempo de início da multiplicação dos microrganismos nas mãos dos profissionais, por apresentar ação residual. É indicada antes de qualquer procedimento cirúrgico e antes da realização de procedimentos invasivos.

A duração da técnica deve ser de três a cinco minutos para a primeira cirurgia e de dois a três minutos para as subsequentes.

Material
- Escova cirúrgica com cerdas macias impregnadas com produto degermante antisséptico.

Técnica
- Acionar a torneira e molhar as mãos, antebraço e cotovelos.
- Espalhar o antisséptico nas mãos, antebraço e cotovelos, pressionando a escova contra a pele.
- Limpar sob as unhas com as cerdas da escova.
- Friccionar todas as regiões das mãos (dorso, palma e espaços interdigitais), antebraço e cotovelo por três a cinco minutos. Manter as mãos acima dos cotovelos.
- Enxaguar as mãos em água corrente, no sentido das mãos para o cotovelo.
- Fechar a torneira com o cotovelo ou com o pé, caso haja pedal. Se a torneira for de acionamento automático, apenas afastar as mãos do sensor.
- Enxugar as mãos com toalhas ou compressas estéreis com movimentos unidirecionais das mãos para o cotovelo. Atente-se para realizar dobras na compressa ao utilizar em regiões distintas.

Utilização de luvas

O uso de luvas não deve substituir a higienização das mãos. Seu uso não deve ser adotado indiscriminadamente e todos os momentos preconizados para a realização da higiene das mãos devem ser seguidos independentemente da necessidade do uso de luvas.

As recomendações e indicações para o uso de luvas são:
- proteção individual, nos casos de contato com fluídos corporais, sangue, mucosa ou pele não íntegra dos pacientes;
- utilização de luvas estéreis para reduzir a contaminação pelas mãos dos profissionais;
- uso para redução de contaminação cruzada em casos de paciente em precaução de contato;
- realizar sempre a troca de luva e higienizar as mãos entre os atendimentos dos pacientes;
- trocar as luvas e higienizar as mãos para alterar o cuidado de um local corporal contaminado para um limpo;
- não tocar em superfícies e materiais desnecessariamente, após colocar as luvas;
- Nunca higienize as luvas, em vez de trocá-las ao atender outro paciente;
- Sempre higienizar as mãos antes e após o uso de luvas.

As indicações para o uso de luvas estéreis envolvem a necessidade de manutenção da técnica asséptica, como:
- em qualquer procedimento cirúrgico;
- nos procedimentos invasivos;
- na realização de acessos e procedimentos vasculares com vias centrais.

Procedimento

COLOCAÇÃO DE LUVAS ESTÉREIS

Material
- Par de luvas estéreis.

Técnica

▶ Separar o par de luvas estéreis do tamanho adequado e verificar a data de validade do material.

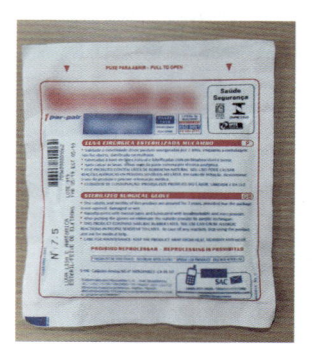

▶ Higienizar as mãos e abrir a embalagem das luvas estéreis pela parte superior.

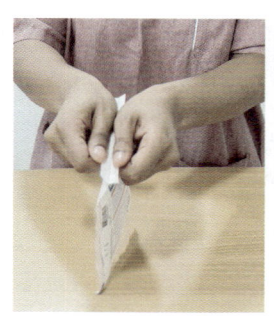

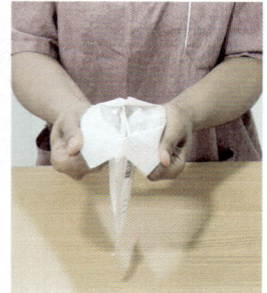

▶ Retirar a embalagem secundária e apoiar sobre a mesa limpa.

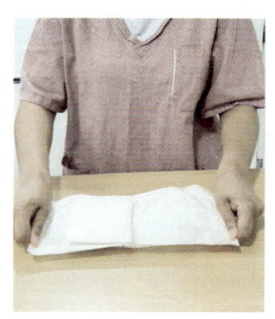

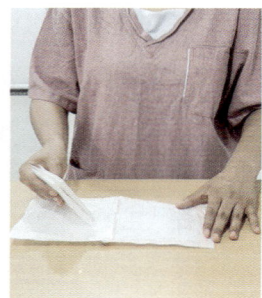

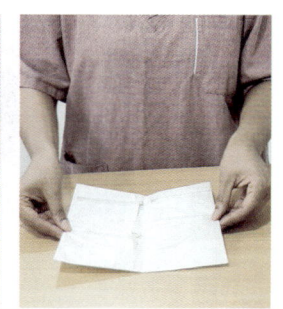

▶ Desdobrar a embalagem e abrir as demais dobraduras, segurando pelas extremidades.

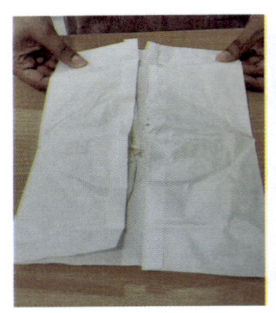

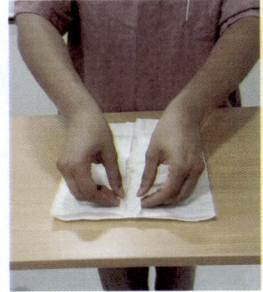

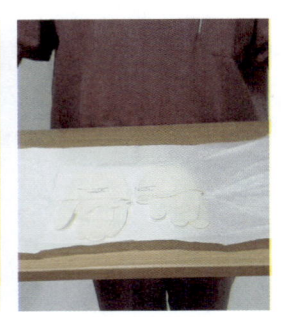

▶ Colocar primeiro a mão dominante. Segurar o punho pela parte interna com mão não dominante e colocar a mão dominante dentro na luva sem tocar na parte externa da luva (estéril), para não contaminá-la.

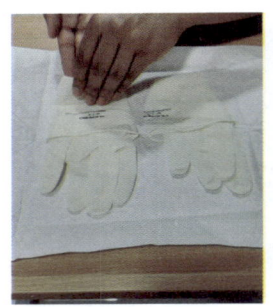

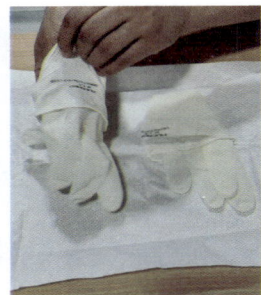

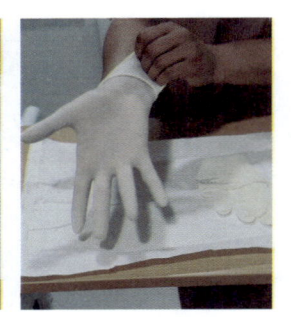

▶ Colocar os dedos com a mão enluvada na parte de dentro da dobra do punho da outra luva a ser calçada (parte estéril).

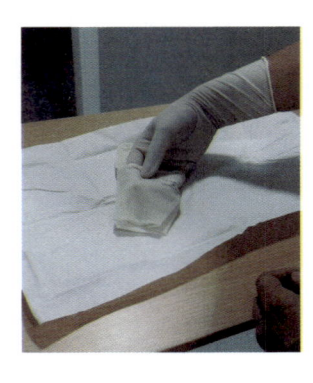

▶ Colocar a mão não dominante na luva. Atenção para não tocar na mão dominante enluvada.

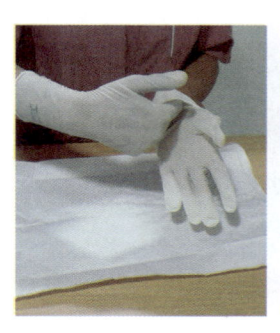

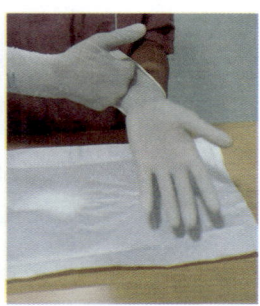

▶ Ajustar as luvas, caso seja necessário, tocando sempre pela parte externa, para não contaminar as luvas com a pele do profissional.

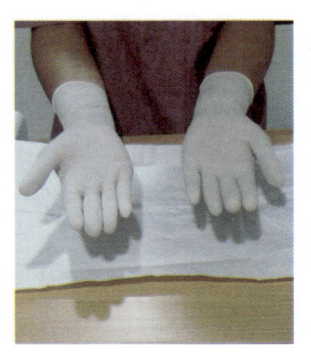

RETIRADA DE LUVAS

Técnica
▶ Retirar as luvas, puxando a primeira a ser retirada pelo lado externo do punho, com a mão oposta.

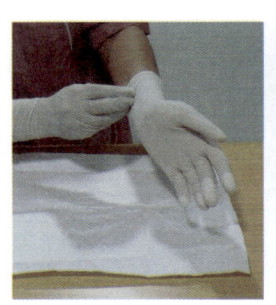

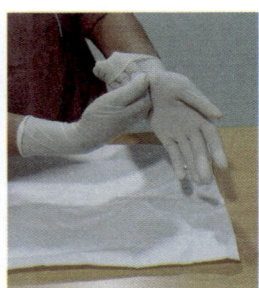

- Segurar a luva removida com a mão ainda enluvada.
- Retirar a outra luva tocando a parte interna do punho da mão enluvada com o dedo indicador.

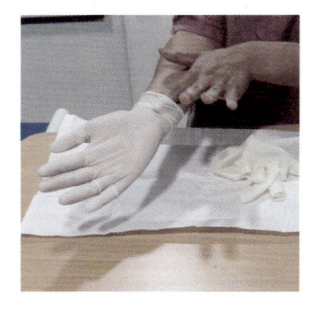

- Descarte as luvas nas lixeiras apropriadas.

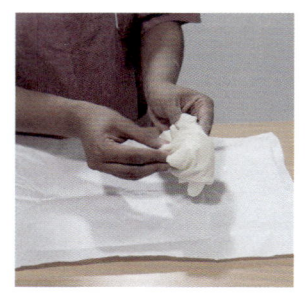

- Higienize as mãos.

9 Medidas antropométricas, tabelas, gráficos e registros

Medidas antropométricas medem o tamanho e a proporção do corpo humano, e podem ser utilizadas para indicar o estado nutricional do paciente, possibilitando avaliar a desnutrição, o sobrepeso e a obesidade, o acompanhamento do crescimento e o desenvolvimento infantil, entre outras indicações. As medidas antropométricas são: peso, altura, circunferência cefálica, torácica e abdominal.

O peso corporal é utilizado para calcular a dosagem de medicamento a ser administrado, para auxiliar no controle de balanço hídrico e serve como referência no acompanhamento da avaliação nutricional e no desenvolvimento da gestação. A principal doença relacionada ao aumento do ganho de peso é a obesidade.

A obesidade é um dos principais fatores para desenvolver doença crônica não transmissível, com grande relevância epidemiológica e que tem se tornado um problema de saúde pública. Estudos apontam que, nos últimos quarenta anos, a obesidade infantojuvenil no mundo aumentou seis vezes mais em meninas e oito vezes mais em meninos, e aproximadamente 70% dessa população levará essa condição de saúde para a vida adulta. A maneira inicial do diagnóstico de obesidade é feito pelo Índice de Massa Corporal (IMC), calculado a partir do peso e da altura. (BRASIL, 2019)

Nas crianças e adolescentes, a obesidade pode provocar alterações no padrão de sono, de crescimento e de desenvolvimento, problemas psicológicos, de pele, endócrinos e respiratórios, além de ser um fator de risco para o desenvolvimento de outras doenças, como diabetes, hipertensão, doenças cardiovasculares e respiratórias.

A OMS estima que em 2025 haverá 2,3 bilhões de adultos no mundo com sobrepeso e, destes, 700 milhões com obesidade. No Brasil, a proporção de obesos na população aumentou de 12,2% em 2003 para

26,8% em 2019, sendo a população de mulheres com maior aumento proporcional. (BRASIL, 2019)

Além do peso e da altura, outras medidas antropométricas são utilizadas para acompanhamento do crescimento e desenvolvimento infantil, como o perímetro cefálico (PC), o perímetro abdominal (PA), e o perímetro torácico (PT), analisadas geralmente em gráfico para acompanhamento de sua evolução. O crescimento não é linear durante todo o desenvolvimento humano, ao longo da vida a curva de crescimento vai desacelerando.

O crescimento e o desenvolvimento humano são divididos em fases, como mostra a tabela a seguir.

TABELA 1. CLASSIFICAÇÃO DO CRESCIMENTO POR FAIXA ETÁRIA

Nomenclatura	Faixa etária
Recém-nascido	Até 28 dias de vida
Lactente	0 – 2 anos
Pré-escolar	3 – 4 anos
Escolar	5 – 10 anos
Adolescente	11 – 19 anos
Adulto	20 – 64 anos
Idoso	65 anos

Fonte: Liang (2018), Brasil (2015a).

É importante considerar os fatores extrínsecos e intrínsecos que interferem no crescimento e desenvolvimento da criança, como: genética, estado geral de saúde, hábitos alimentares, fatores endócrinos, condições psicológicas e socioeconômicas e culturais.

Para mensurar o peso, existem diversos tipos de equipamento, como balança tradicional, na qual o paciente precisa ficar em pé para verificação do peso, cadeira com balança, maca ou cama com balança e balança pediátrica. A escolha do equipamento irá variar com a faixa etária e condições clínicas do paciente.

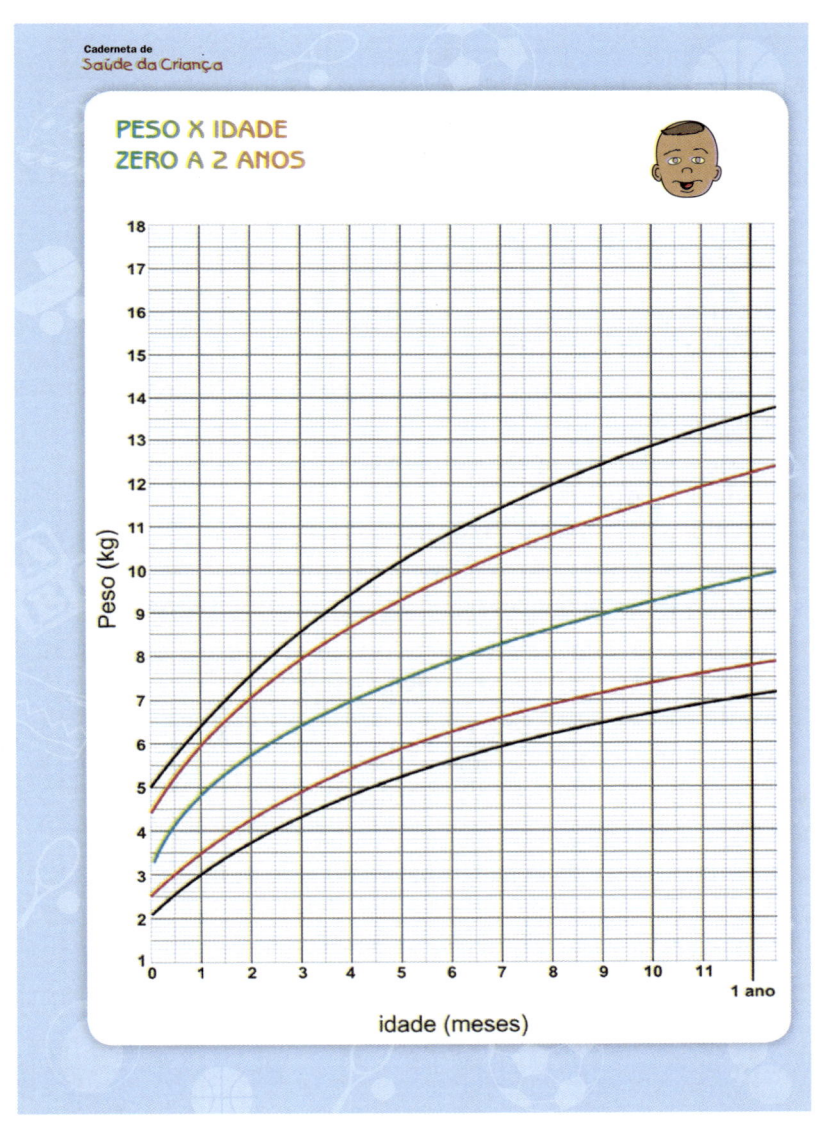

FIGURA 1 – EXEMPLO DE GRÁFICO DE CRESCIMENTO E DESENVOLVIMENTO DA CRIANÇA COMPARANDO O PESO COM A IDADE.
Fonte: Brasil (2015a).

Procedimentos

Mensuração de peso e altura

Material
- Balança com estadiômetro ou fita métrica.
- Papel-toalha.
- Álcool 70%.

Técnica
- Explicar o procedimento para o paciente e familiares.
- Orientar a retirar roupas pesadas, como casacos, jaquetas, adornos e objetos dos bolsos e sapatos.
- Forrar a balança com papel-toalha.
- Higienizar as mãos.
- Auxiliar o paciente a subir na balança na posição que ele olhe para o visor da balança (de frente para a balança).
- Realizar a leitura do peso.
- Auxiliar o paciente a virar para o lado oposto (de costas para a balança e de frente para o profissional).
- Alinhar a postura e cabeça do paciente em posição ereta.
- Medir a altura com o estadiômetro.
- Auxiliar o paciente a descer da balança.
- Higienizar as mãos.
- Realizar a anotação de enfermagem do peso e altura.

Exemplo de anotação de enfermagem:

(Data e hora) – Verificado peso: 85 kg e altura: 1.80 metro. (assinatura e carimbo)

Mensuração dos perímetros cefálicos (PC), abdominal (PA) e torácico (PT)

As mensurações do PC, PA e PT são mais comuns serem realizadas em crianças para acompanhar o desenvolvimento e o crescimento infantil. O PA também é comum ser mensurado em gestantes e pacientes adultos com patologias que distendem a cavidade abdominal, como a ascite.

Material
- Fita métrica.
- Álcool 70% e pano descartável.

Técnica
- Explicar o procedimento ao paciente e familiares.
- Higienizar as mãos.
- Posicionar o paciente confortavelmente:
  - Crianças: deitadas na maca.
  - Adultos e gestantes: em pé.
- Realizar as medidas:
  - Perímetro cefálico: centralizar a fita métrica na região medial da testa e medir a circunferência;
  - Perímetro torácico: medir a circunferência torácica com base na linha mamilar;
  - Perímetro abdominal: centralizar a fita na cicatriz umbilical e medir a circunferência.
- Higienizar as mãos;
- Realizar a anotação de enfermagem.

Exemplo de anotação de enfermagem:

(Data e hora) – Verificado perímetro cefálico: 34 cm, perímetro torácico: 32 cm e perímetro abdominal: 31 cm. (assinatura e carimbo)

Monitoramento clínico e aferição dos sinais vitais

10

O monitoramento clínico deve ser realizado em todos os pacientes e sua periodicidade é estabelecida de acordo com as condições clínicas de gravidade, ou seja, cada setor do hospital possui uma rotina para fazer o monitoramento clínico e aferição dos sinais vitais. Os parâmetros mensurados são: temperatura, pulso, respiração, pressão arterial e dor.

A equipe de enfermagem afere diariamente os sinais vitais dos pacientes e registra esses dados no prontuário, para que toda a equipe multidisciplinar acompanhe a evolução do paciente. Os sinais vitais indicam a eficiência circulatória, respiratória, neural e endócrina do organismo, demonstrando como está o estado de saúde do paciente.

Verificar os sinais vitais é um modo eficiente e rápido de monitorar as condições clínicas, identificar possíveis problemas e avaliar respostas do paciente frente a uma intervenção. Para que esse procedimento seja realizado de modo correto, é preciso minimizar fatores ambientais, como ruídos e controle de temperatura; garantir o funcionamento correto dos aparelhos, realizando manutenção preventiva; utilizar os aparelhos de tamanhos adequados – por exemplo, escolher o manguito do tamanho apropriado para o paciente –; conhecer os valores de referência de normalidade a anormalidade de cada sinal vital.

Os sinais vitais devem ser aferidos:
- na admissão;
- de acordo com a rotina do setor hospitalar. Por exemplo: enfermaria, a cada 6 h. Unidade de Terapia Intensiva (UTI), a cada 2 h ou de acordo com a prescrição médica e de enfermagem;
- antes, durante e após um procedimento cirúrgico ou procedimentos invasivos;
- antes, durante e após a transfusão de hemoderivados;
- antes, durante e após a administração de medicamentos ou terapias que afetam as funções de controle cardiovascular, respiratório ou de temperatura;

- quando há alteração da condição clínica geral;
- antes e após intervenções de enfermagem que influenciam um sinal vital.

Temperatura corpórea

A temperatura corpórea é estabelecida pela diferença entre a quantidade de calor produzido pelo corpo e a quantidade de calor perdida para o ambiente. A média da temperatura é de 36 °C e há uma variação significativa desse valor quando se comparam os diferentes locais de aferição: oral, axilar, membrana timpânica, região esofágica, retal, artéria pulmonar e bexiga urinária. Vale ressaltar que a verificação de temperatura em regiões invasivas é solicitada de acordo com a necessidade clínica do paciente. No Brasil, o sítio axilar é o mais utilizado na prática clínica.

TABELA 1. VALORES DE REFERÊNCIA DA TEMPERATURA CORPORAL, DE ACORDO COM O LOCAL DE VERIFICAÇÃO.

Local	Média do valor (°C)
Oral/timpânica	36 a 37,4 °C
Retal	36 a 37,5 °C
Axilar	35,5 a 37 °C

Fonte: Potter; Perry (2013), Porto (2015), Brasil (2012c).

A termorregulação é um mecanismo que regula a diferença da produção e perda de calor, sendo o hipotálamo o órgão responsável por esse controle, detectando as variações de temperatura. O hipotálamo anterior controla a perda de calor, com mecanismos de eliminação de suor (sudorese) e vasodilatação, e o hipotálamo posterior controla a produção de calor com mecanismos de vasoconstrição e tremores (contrações musculares involuntárias). Além disso, existem outros fatores que podem alterar a temperatura, como idade, exercício físico, nível hormonal, ritmo cardíaco, estresse e fatores ambientais (temperatura externa quente ou fria).

A perda de calor corporal pode ocorrer por irradiação, condução, convecção e evaporação, conforme o quadro a seguir.

QUADRO 1. MÉTODOS DE PERDA DE CALOR CORPORAL

Irradiação	Transferência de calor SEM o contato direto de uma superfície com a outra.
Condução	Transferência de calor de uma superfície para outra, COM contato direto.
Convecção	Transferência de calor para outro lugar, pela circulação do ar.
Evaporação	Transferência de calor durante a transformação de um líquido em gás.

Fonte: Potter; Perry (2013), Porto (2015), Brasil (2012c).

Os dispositivos utilizados para aferir a temperatura são os termômetros eletrônicos e a unidade de medida é *graus Celsius* (°C). A Agência Nacional de Vigilância Sanitária proibiu em 2017 a utilização de termômetros de mercúrio pela resolução – RDC nº 145, de 21 de março de 2017.

Após a verificação da temperatura corporal, é preciso fazer a análise dos valores de referência. A hipotermia corresponde a valores abaixo da faixa de normalidade, a normotermia descreve os valores normais e a hipertermia refere-se aos valores acima da faixa de normalidade. Veja a seguir a tabela com a classificação dos valores.

TABELA 2. CLASSIFICAÇÃO DOS VALORES DE TEMPERATURA CORPORAL

Classificação da temperatura	Valor (°C)
Hipotermia	Abaixo de 35,5 °C
Normotermia	36,0°C a 37,0 °C
Febre leve/febrícula	37,1°C a 37,5 °C
Febre moderada	37,6 a 38,5 °C
Febre alta	Acima de 38,5 °C

Fonte: Potter; Perry (2013), Porto (2015), Brasil (2012c).

A febre também pode ser classificada de acordo com seu padrão de recorrência (POTTER; PERRY, 2013), sendo:
- Sustentada: a temperatura permanece constante e acima de 38 °C.
- Intermitente: a temperatura oscila entre momentos de febre e valores normais.
- Remitente: a temperatura oscila, com aumento e diminuição de seus valores, porém permanece nos valores considerados como febre.

Procedimento

AFERIÇÃO DE TEMPERATURA

Material
- Termômetro eletrônico.
- Swab alcoólico.

Técnica
- Separar o material.
- Explicar o procedimento ao paciente e familiares.
- Higienizar as mãos.
- Colocar o termômetro no local em que a temperatura será aferida – por exemplo, axilas.
- Aguardar o sinal sonoro de término da aferição e retirar o termômetro.
- Analisar o valor de temperatura obtido.
- Higienizar as mãos.
- Realizar a anotação de enfermagem.

Observação: caso a temperatura seja verificada em algum sítio que ofereça risco de exposição a fluídos corporais ou contato direto com a mucosa do paciente, utilizar luvas de procedimento.

Pulso

O pulso é a delimitação palpável do fluxo de sangue nas artérias. Essa circulação de sangue acontece pelo bombeamento cardíaco de sangue distribuído para o corpo (sístole e diástole). O volume de sangue ejetado do coração em um minuto é determinado pelo débito cardíaco (DC), valor que pode ser obtido multiplicando-se a frequência cardíaca (FC) pelo volume de ejeção (VE), isto é, DC = FC × VE. O VE é o volume de sangue que sai do ventrículo esquerdo para a artéria aorta, com o fluxo de 60 ml a 70 ml a cada contração. Logo, o débito cardíaco de um adulto é de aproximadamente 5 litros por minuto, considerando que a frequência normal varia de 60 a 100 batimentos por minuto (bpm). (POTTER; PERRY, 2013)

A palpação do pulso pode ser aferida em virtude da contração e do relaxamento das artérias que propagam o impulso elétrico, posicionando-se os dedos indicador e médio sobre uma artéria. Esse exame permite avaliar a frequência cardíaca (batimentos por minuto), ritmo (regularidade) e amplitude (intensidade).

Comumente, verifica-se o pulso pelas artérias:
- temporal;
- carótida;
- apical;
- braquial;
- radial;
- ulnar;
- femoral;
- poplítea;
- pedial.

A artéria radial é a mais utilizada para aferir os sinais vitais, por ser de fácil acesso. A carótida e a femoral são examinadas mais frequentemente para avaliações rápidas e em situações de emergência, por serem pulsos centrais. Verifica-se o pulso apical com o estetoscópio por meio da ausculta, mais utilizado em crianças.

TABELA 3. VALORES DE REFERÊNCIA DE FREQUÊNCIA CARDÍACA POR FAIXA ETÁRIA

Idade	Frequência cardíaca
Recém-nascido	70 a 170 bpm
11 meses	80 a 160 bpm
2 anos	80 a 130 bpm
4 anos	80 a 120 bpm
6 anos	75 a 115 bpm
8 anos	70 a 110 bpm
Adulto	60 a 100 bpm

Fonte: Potter; Perry (2013), Porto (2015), Brasil (2012c).

TABELA 4. CLASSIFICAÇÃO DOS VALORES DE FREQUÊNCIA CARDÍACA

Classificação da frequência cardíaca	Valores
Bradicardia	Abaixo de 60 bpm
Normocardia	60 – 100 bpm
Taquicardia	Acima de 100 bpm

Fonte: Potter; Perry (2013), Porto (2015), Brasil (2012c).

QUADRO 2. DESCRIÇÃO DAS CARACTERÍSTICAS DO PULSO

Característica do pulso	Descrição
Rítmico	Intervalo de tempo regular entre as pulsações cardíacas.
Arrítmico	Intervalo de tempo irregular entre as pulsações cardíacas.
Cheio ou forte	Característica de palpação normal. É possível sentir a força do pulso.
Fino ou fraco	Pulsação fraca na palpação.

Fonte: Potter; Perry (2013), Porto (2015), Brasil (2012c).

Durante a avaliação do pulso, é preciso considerar os fatores que podem alterar a frequência cardíaca, como: exercício físico, temperatura corporal alterada, emoções, dor, uso de medicamentos, presença de hemorragias, mudanças corporais rápidas e doenças pulmonares que diminuam a oxigenação.

Procedimento

AFERIÇÃO DO PULSO

Material
- Relógio.
- Swab alcoólico.

Técnica
- Separar o material.
- Explicar o procedimento ao paciente e familiares.
- Higienizar as mãos.
- Escolher o local de verificação, preferencialmente radial.
- Palpar o local com os dedos indicador e médio.
- Contar as pulsações durante um minuto.
- Avaliar o ritmo e a amplitude do pulso.
- Higienizar as mãos.
- Realizar a anotação de enfermagem.

Respiração

A respiração é o mecanismo que o corpo utiliza para realizar a troca gasosa, removendo o dióxido de carbono (CO_2) e aumentando a oferta de oxigênio (O_2) no sangue. É um processo vital para manter as células do organismo vivas. O processo da respiração envolve a circulação de gases nos pulmões (ventilação), movimentação do O_2 e CO_2 entre os alvéolos e as hemácias (difusão) e distribuição das hemácias para os capilares pulmonares (perfusão). O controle da respiração é feito pelo bulbo, localizado no sistema nervoso central, de acordo com a variação do pH sanguíneo.

Os movimentos respiratórios são avaliados pela inspiração e expiração, e o principal músculo que auxilia essas movimentações é o diafragma. A visualização da utilização dos músculos do pescoço, ombro e intercostais (musculatura acessória), pode indicar dificuldade respiratória. Um ciclo respiratório é composto por um movimento de inspiração e expiração, e sua unidade de medida é calculada em respirações por minuto (rpm). Recém-nascidos respiram mais vezes do que um adulto, visto que seu metabolismo é mais acelerado, como mostra a tabela 5.

A avaliação da respiração consiste em determinar a frequência respiratória (FR), profundidade, sendo profunda, normal ou superficial, e ritmo ventilatório, determinando a regularidade da respiração.

A saturação de oxigênio determina a concentração de hemoglobina saturada, isto é, a concentração de hemoglobina carregando moléculas de oxigênio na circulação sanguínea para distribuição desse gás para as células e tecidos do corpo. Para medir a saturação de oxigênio (SaO_2) é necessária a utilização de um oxímetro de pulso, cujos valores de referência de normalidade estão entre 95% e 100% (POTTER; PERRY, 2013; PORTO, 2015).

TABELA 5. VALORES DE REFERÊNCIA DE FREQUÊNCIA RESPIRATÓRIA POR FAIXA ETÁRIA

Idade	Frequência respiratória
0 a 2 meses	Até 60 rpm
2 a 11 meses	Até 50 rpm
1 a 5 anos	Até 40 rpm
6 a 8 anos	Até 30 rpm
Acima de 8 anos	Até 20 rpm

Fonte: Potter; Perry (2013), Porto (2015), Brasil (2012c).

TABELA 6. CLASSIFICAÇÃO DOS VALORES DE FREQUÊNCIA RESPIRATÓRIA

Classificação da frequência respiratória	Valores
Bradipneia	Abaixo de 12 rpm
Eupneico	12 – 20 rpm
Taquipneico	Acima de 20 rpm
Apneia	Ausência de movimentos respiratórios

Fonte: Potter; Perry (2013), Porto (2015).

Os fatores que influenciam a respiração são: exercício físico, dor, ansiedade/estresse, tabagismo, idade, uso de medicamentos, lesão neurológica e doenças que alteram o funcionamento das hemoglobinas.

Procedimentos

AFERIÇÃO DA FREQUÊNCIA RESPIRATÓRIA

Material
- Relógio.
- Swab alcoólico.

Técnica
- Separar o material.
- Explicar o procedimento ao paciente e familiares.

> **ATENÇÃO!**
> Não diga ao paciente que irá verificar a FR para que ele não altere seu padrão respiratório propositalmente, simule que está verificando a FC.

- Higienizar as mãos.
- Palpar um local de verificação de pulso, por exemplo, radial, para disfarçar a técnica.
- Contar os movimentos respiratórios durante um minuto.
- Higienizar as mãos.

▶ Realizar a anotação de enfermagem.

VERIFICAÇÃO DA OXIMETRIA DE PULSO

Material
▶ Oxímetro de pulso.
▶ Swab alcoólico.

Técnica
▶ Separar o material.
▶ Explicar o procedimento ao paciente e familiares.
▶ Higienizar as mãos.
▶ Ligar o aparelho e colocá-lo em um dos locais de verificação – dedo ou o lóbulo da orelha.
▶ Fazer a leitura do valor da oximetria de pulso.
▶ Retirar o aparelho e higienizá-lo com álcool 70%.
▶ Higienizar as mãos.
▶ Realizar a anotação de enfermagem.

Pressão arterial

A pressão arterial (PA) é determinada pela pressão que o sangue exerce na parede dos vasos arteriais. Está diretamente relacionada ao débito cardíaco (DC) e à resistência vascular periférica (RVP), que é a resistência do fluxo sanguíneo determinada pelo tônus da musculatura vascular e o diâmetro dos vasos sanguíneos. Logo, PA = DC × RVP.

O sangue é ejetado do coração para o corpo ou pulmão, pelos movimentos de sístole (contração) e diástole (relaxamento) das câmaras cardíacas. Os valores auscultados na técnica de aferição da PA são classificados como pressão arterial sistólica (PAS) e pressão arterial diastólica (PAD), sendo respectivamente o valor máximo de pressão que ocorre na ejeção do sangue e a pressão mínima quando ocorre o relaxamento dos ventrículos.

O controle da PA é regulado pelos sistemas cardiovascular, renal, neural (sistema nervoso simpático) e endócrino, sendo uma das funções fisiológicas mais complexas do organismo.

A avalição da pressão arterial determina alterações no sistema cardiovascular importantes para a saúde do paciente. Alterações de valores pressóricos superiores aos valores normais indicam quadro de hipertensão (PAS > 120 mmHg e PAD > 80 mmHg). Os fatores de risco para desenvolver hipertensão arterial (HA) estão associados à idade, estresse, sedentarismo, obesidade, tabagismo, genética, entre outros. Além disso, a hipertensão aumenta a probabilidade do paciente de desenvolver quadros de acidente vascular encefálico (AVE), infarto agudo do miocárdio (IAM), entre outras doenças cardiovasculares.

TABELA 7. CLASSIFICAÇÃO DOS VALORES DA PRESSÃO ARTERIAL

Classificação	PAS (mmHg)	PAD (mmHg)
PA ótima	< 120	< 80
PA normal	120-129	80-84
Pré-hipertensão	130-139	85-89
HA Estágio 1	140-159	90-99
HA Estágio 2	160-179	100-109
HA Estágio 3	≥ 180	≥ 110

Fonte: Barroso et al. (2021).

Em contrapartida, a alteração dos valores da PA com valores menores do que os normais indicam quadro de hipotensão (PAS < 90 mmHg).

Os aparelhos utilizados para aferir a PA são: esfigmomanômetro e estetoscópio. O esfigmomanômetro é composto pelo manguito, bolsa de borracha inflável, revestida por tecido inelástico; manômetro, local de verificação dos valores pressóricos; e pera para fazer a insuflação do manguito, conectada por tubos de plástico. O estetoscópio é composto por um tubo conectado a duas olivas e a um disco ressonador, permitindo a ausculta dos sons. A unidade de medida utilizada para avaliar o valor pressórico é o milímetro de mercúrio (mmHg).

A enfermagem deve selecionar o tamanho correto do manguito para cada paciente, que corresponde a 40% da circunferência braquial.

A grande maioria dos esfigmomanômetros descrevem na braçadeira os tamanhos dos braços indicados para aferir pressão. A utilização inadequada do aparelho pode fornecer valores falsos, aumentando ou diminuindo os valores da PAS e PAD.

Procedimento

AFERIÇÃO DE PRESSÃO ARTERIAL

Material
- Fita métrica
- Esfigmomanômetro
- Estetoscópio
- Swab alcoólico

Pontos de atenção antes de iniciar a técnica
- Deixar o paciente em repouso por aproximadamente 5 minutos após sua chegada na unidade.
- Orientar a não conversar durante a aferição da pressão arterial.
- Certificar-se de que o paciente NÃO:
  - está com a bexiga cheia;
  - praticou exercícios físicos há pelo menos 60 minutos;
  - ingeriu bebidas alcoólicas, café ou alimentos nos últimos 30 minutos;
  - fumou nos 30 minutos anteriores.
- No caso de pacientes submetidos à mastectomia ou fístula arteriovenosa, não aferir a pressão arterial no membro do mesmo lado desses procedimentos. O tempo aumentado de garroteamento do membro pode prejudicar o fluxo de sangue e sistema linfático do local.

Técnica
- Reunir o material.
- Higienizar as mãos.
- Explicar o procedimento para o paciente e familiares.
- Posicionar o paciente confortavelmente:
  - sentado: manter pernas descruzadas, pés apoiados no chão, dorso apoiado na cadeira. O braço deve estar na altura do coração,

apoiado, com a palma da mão voltada para cima e as roupas não devem garrotear o membro;
- deitado: na maca ou cama. Deixar o braço apoiado no leito.
▶ Determinar a circunferência do braço no ponto médio entre acrômio e olecrano com a fita métrica.
▶ Selecionar o manguito de tamanho adequado ao braço, considerando que a largura do manguito deve ser 40% da circunferência do braço, ou fazer a leitura no próprio manguito das indicações de centímetro do braço.
▶ Colocar o manguito, sem deixar folgas, 2 cm a 3 cm acima da fossa cubital.
▶ Centralizar o meio da parte compressiva do manguito sobre a artéria braquial ou posicionar a seta para a artéria braquial.
▶ Estimar o nível da PAS pela palpação do pulso radial.
▶ Insuflar o manguito até parar de sentir o pulso radial:
- insuflar mais 30 mmHg e soltar lentamente a pressão do manguito;
- observar o momento que o pulso radial retorna e após soltar toda a pressão do aparelho;
- utilizar essa medida como o valor da estimativa da PAS.
▶ Palpar o pulso braquial e posicionar a campânula ou o diafragma do estetoscópio sobre a artéria.
▶ Inflar rapidamente até ultrapassar 30 mmHg do nível estimado da PAS obtido pela palpação.
▶ Proceder à deflação lentamente (velocidade de 2 mmHg por segundo).
▶ Determinar a PAS pela ausculta do primeiro som (fase I de Korotkoff).
▶ Determinar a PAD no desaparecimento dos sons (fase V de Korotkoff).
▶ Auscultar cerca de 20 mmHg a 30 mmHg abaixo do último som para confirmar seu desaparecimento e depois proceder à deflação rápida e completa.
▶ Se os batimentos persistirem até o nível zero, determinar a PAD no abafamento dos sons (fase IV de Korotkoff) e anotar valores da PAS/PAD/zero.
▶ Medir a pressão em ambos os braços na primeira consulta e usar o valor do braço onde foi obtida a maior pressão como referência.
▶ Informar o valor de PA obtido para o paciente.

- Higienizar as mãos.
- Realizar a anotação de enfermagem com os valores e o local em que a PA foi medida.

Avaliação da dor

A dor é considerada o quinto sinal vital. Sua importância não é menor quando comparada aos demais sinais vitais e deve ser avaliada no mesmo momento da aferição dos outros sinais vitais.

A dor é uma experiência subjetiva e pessoal, podendo ser associada a danos reais ou potenciais nos tecidos, além de sofrer variações afetivo-motivacionais. Não é possível avaliar de maneira objetiva, com auxílio de aparelhos ou técnicas precisas, como se afere a pressão arterial, o pulso, a respiração e a temperatura. Sendo assim, a dor é avaliada por escalas, onde o paciente classifica em valor numérico sua dor ou escolhe expressões faciais mais representativas do que está sentindo, ou ainda a enfermagem avalia o comportamento e características do paciente. A seguir, serão apresentadas as principais escalas de dor e suas indicações.

Escala verbal numérica

Utilizada para pacientes conscientes e orientados. Não indicada para crianças menores de 6 anos. O paciente é orientado a classificar sua dor em uma escala de zero (nenhuma dor) a dez (dor insuportável). O resultado obtido varia entre: 0 – nenhuma dor, 1 a 3 – dor leve, 4 a 6 – dor moderada, 7 a 10 – dor intensa.

Escala de avaliação de dor em demência avançada – PAINAD-Br

Utilizada para avaliar o comportamento do paciente com demência que não consegue utilizar a Escala Verbal Numérica. O profissional de saúde avalia o comportamento da respiração, vocalização negativa, expressão facial, linguagem corporal e consolabilidade do paciente.

O resultado obtido varia entre: 0 – nenhuma dor, 1 a 3 – dor leve, 4 a 6 – dor moderada, 7 a 10 – dor intensa.

Escala de faces

Utilizada mais cotidianamente para crianças de até 6 anos de idade ou para crianças maiores com déficit cognitivo. A criança deve escolher o desenho da face que a represente no momento da avaliação. Os resultados obtidos variam de sem dor a dor intensa.

Escala de dor neonatal – NIPS

Utilizada para avaliar a dor em neonatologia, examinando o seu comportamento de acordo com a expressão facial, choro, respiração, movimentação dos braços e pernas, e estado de consciência. O resultado obtido varia no escore de 0 – 7 pontos, considerando dor pontuações igual ou superiores a 4.

Exemplo de anotação de enfermagem:

(Data e hora) Verificados os sinais vitais PA: 120 × 80 mmHg, FC: 86 bpm, FR: 14 rpm, Temp.: 36,2 °C, sem dor. (assinatura e carimbo)

Medidas de higiene e de conforto 11

Medidas de higiene e de conforto proporcionam segurança e bem-estar aos pacientes. Manter a higiene do paciente previne infecções, preserva sua autoimagem, promove relaxamento, etc. Entre as medidas de higiene e conforto destacam-se higiene oral, capilar, corporal, íntima e massagem de conforto.

A equipe de enfermagem é responsável por prestar assistência nesses procedimentos com qualidade e segurança, sendo necessário avaliar e aplicar o tipo de banho adequado a cada paciente. Os banhos podem ser classificados como: aspersão, no leito ou de imersão. A escolha do tipo de banho é avaliada pelo enfermeiro de acordo com as condições clínicas do paciente. Outros aspectos importantes incluem fatores culturais e sociais, sendo preciso compreender as particularidades de cada paciente, sempre respeitando suas preferências.

Vale ressaltar que, independentemente do tipo de banho adotado, a enfermagem deve garantir ao paciente privacidade e segurança, expondo o mínimo de tempo necessário a região corporal, isolando o ambiente antes de iniciar o procedimento, garantindo a temperatura adequada da água, estimulando o autocuidado e protegendo os dispositivos e/ou curativos, diminuindo o risco de infecção. Durante o banho, organize suas ações para garantir que a técnica siga o princípio do mais limpo para o mais sujo e do distal para o proximal. Troque de luvas e higienize as mãos ao finalizar a limpeza de uma área potencialmente contaminada – por exemplo, a genital e a perianal.

Não desconecte sistemas de infusão contínua, como soroterapia ou dietas enterais, apenas realize a pausa da infusão dessas terapias caso seja recomendado pelo protocolo institucional. Encaminhe o paciente ao banho com esses dispositivos conectados ao seu sistema de infusão e realize a proteção da inserção.

A utilização de Equipamentos de Proteção Individual (EPIs) varia com a medida de precaução instituída, sendo que as medidas de precaução padrão devem ser adotadas no atendimento a todos os pacientes e as outras medidas de precauções, como precaução por contato, gotícula ou aerossóis, devem ser instituídas em casos específicos, de acordo com as condições clínicas do paciente – consulte o capítulo 7 para mais informações.

Higiene corporal

A higiene corporal mais comum é realizada com água e sabonete; porém, em setores de pacientes críticos, o uso de água e sabonete pode ser contraindicado, como nos casos de pacientes hemodinamicamente instáveis ou com grandes limitações de movimento. Nesses casos são utilizados lenços umedecidos apropriados para banho.

Procedimentos

BANHO DE ASPERSÃO COM O AUXÍLIO DA CADEIRA HIGIÊNICA

O banho de aspersão é realizado no chuveiro e de acordo com a dependência do paciente pode ser necessário o auxílio da cadeira higiênica. Separe todo o material para o banho e deixe o ambiente o mais privativo possível.

Material
- EPIs: luvas de procedimento, avental de manga longa e protetores impermeáveis para os pés.
- Toalha de banho e rosto.
- Produtos de higiene: sabonete, xampu e condicionador.
- Roupa de cama limpa: lençol, fronha, lençol móvel (estrado de pano), campo impermeável e cobertor.
- Produto alcoólico e pano descartável de limpeza.
- Cadeira higiênica, se necessário.
- Saco de roupa suja (hamper).
- Biombo, se necessário.

Técnica
- Separar todo o material.
- Ajustar a temperatura da água do chuveiro.
- Higienizar as mãos e explicar o procedimento para o paciente e familiares.
- Proteger os curativos e dispositivos invasivos para não molharem.
- Posicionar o paciente na cadeira de banho e encaminhá-lo ao banheiro. Manter os produtos de higiene próximos e ao alcance das mãos.
- Verificar as medidas de segurança, como barra de apoio e rodas da cadeira higiênica travadas.
- Auxiliar na higiene corporal e oral, se necessário.
- Ajudar o paciente na secagem do corpo e a se vestir.
- Retornar o paciente para o leito ou poltrona com a roupa de cama limpa.
- Posicioná-lo no leito de maneira confortável.
- Desprezar a roupa suja no hamper e solicitar a higiene do banheiro.
- Guardar os produtos de higiene pessoal.
- Higienizar as mãos.
- Realizar a anotação de enfermagem.

Exemplo de anotação de enfermagem:

(Data e hora) Realizado banho de aspersão em cadeira higiênica, higiene corporal, couro cabeludo e oral. Trocada a roupa de cama. Posicionado na poltrona. Oriento medidas de segurança e segue acompanhado por familiar (esposa). (assinatura e carimbo)

BANHO NO LEITO

Deve ser realizado no leito em pacientes restritos, como aqueles com indicação de repouso absoluto após um procedimento cirúrgico, com mobilidade física prejudicada, com doenças neurodegenerativas, etc. Avalie a tolerância do paciente quanto à movimentação necessária para realizar o banho, explique o procedimento a ser realizado e mantenha sempre a comunicação com o paciente, principalmente ao tocar áreas de seu corpo mais restritas e sensíveis – preze por um atendimento humanizado e individualizado. Para este procedimento, são necessários no mínimo dois profissionais.

Material
- EPIs: luvas de procedimento e avental de manga longa.
- Tolha de banho e rosto.
- Produtos de higiene: sabonete, xampu e condicionador.
- Bacia ou balde com água quente (aproximadamente 37,0 ºC).
- Camisola/avental hospitalar.
- Roupa de cama limpa: lençol, fronha, lençol móvel (estrado de pano), campo impermeável e cobertor.
- Produto alcoólico e pano descartável de limpeza.
- Saco de roupa suja (hamper).
- Biombo, se necessário.

Técnica
- Reunir todos os materiais.
- Explicar o procedimento para o paciente e familiares.
- Deixar o ambiente privativo: fechar porta e janelas. Posicionar o biombo, se necessário.
- Deixar os materiais de fácil alcance em uma mesa de apoio.
- Higienizar as mãos e os EPIs.
- Posicionar o paciente no leito com a cabeceira elevada.
- Iniciar pela higiene oral. Auxiliar o paciente na técnica, se necessário, estimulando o autocuidado.
  - atenção para a presença de próteses dentárias: removê-las para limpá-las e fazer a higiene da mucosa oral.
- Abaixar a cabeceira e soltar a roupa de cama. Retirar o lençol e a coberta.
- Deixar o paciente coberto com uma toalha.
- Realizar a higiene ocular. Realizar do canto interno para o externo, com água ou soro fisiológico a 0,9% quando prescrito pelo médico.
- Lavar e enxugar o rosto, pescoço e orelhas.
- Iniciar a higiene corporal, lavando as regiões e secando em seguida, para deixar o paciente molhado o menor tempo possível:
  - membros superiores – lavar do distal para o proximal (do punho para as axilas);
  - mãos – deixar imersa na bacia. Facilita a higienização das unhas e promove seu amolecimento, facilitando o corte, se necessário;

- tórax e abdome – lavar com movimentos longos e firmes;
- membros inferiores – lavar do distal para o proximal (do tornozelo para a coxa);
- pés – após a limpeza dos pés, garantir uma secagem da área, principalmente entre os dedos.

▶ Atenção: secar todas as áreas assim que realizada a lavagem e manter o paciente coberto com uma toalha de banho limpa, deixando-o exposto por menor tempo e diminuindo a sensação de frio durante o banho.
▶ Trocar a água, se necessário (quando estiver esfriando ou com presença de sabonete).
▶ Realizar a higienização das mãos e trocar as luvas.
▶ Colocar a comadre, se desejado, para evitar que molhe a cama em excesso.
▶ Realizar higiene íntima:
  - Higiene feminina:
    - realizar movimento unidirecional do mais limpo (uretra) para o mais sujo (períneo/ânus);
    - lavar os grandes lábios e depois a região mais interna (pequenos lábios, meato uretral e orifício vaginal). Secar bem a região genital. Trocar o pano do banho.
  - Higiene masculina:
    - retrair o prepúcio para higienização do local. Utilizar movimento circular para limpar a ponta do pênis (do meato para fora do pênis);
    - retornar o prepúcio à sua posição natural e lavar o corpo do pênis e região escrotal com movimentos cuidadosos. Secar bem a região genital.
▶ Trocar a água.
▶ Realizar higiene das mãos e trocar as luvas.
▶ Posicionar o paciente em decúbito lateral.
▶ Continuar com a higiene corporal:
  - dorso – lavar o dorso do paciente do pescoço até às nádegas com movimentos longos e firmes;

- nádegas – lavar de "frente para trás", ou seja, da região perineal para as nádegas. Repetir os movimentos com luvas de banho limpa até deixar a região completamente livre de sujidade.
- retirar as luvas, higienizar as mãos e calçar um par de luvas limpas.
▶ Trocar a roupa de cama:
  - com o paciente lateralizado ainda, posicionar o lençol sujo bem próximo da região dorsal, realizar limpeza da cama com produto alcoólico e pano descartável. Retirar as luvas, higienizar as mãos e arrumar a metade da cama exposta com a roupa de cama limpa;
  - virar o paciente para o lado oposto, retirar o lençol sujo e descartar no hamper. Limpar a metade da cama exposta. Retirar as luvas, higienizar as mãos e terminar de arrumar a roupa limpa.
▶ Aplicar creme hidratante na região corporal, se necessário.
▶ Vestir o paciente, pentear os cabelos.
▶ Deixar o paciente confortável. Posicionar o leito próximo ao chão e manter grades elevadas. Deixar a campainha ao alcance.
▶ Verificar o posicionamento e funcionamento dos dispositivos invasivos (sondas e cateteres).
▶ Arrumar o ambiente.
▶ Higienizar as mãos.
▶ Realizar a anotação de enfermagem.

Exemplo de anotação de enfermagem:

(Data e hora) Realizado banho no leito, higiene capilar, corporal e oral. Pele hidratada e íntegra. Aplicado creme hidratante na região corporal. Trocada a roupa de cama. Posicionado em decúbito lateral direito com cabeceira elevada a 30°. Cama baixa, rodas travadas e grades elevadas. Segue acompanhado por familiar (irmão). (assinatura e carimbo)

HIGIENE ORAL EM ADULTOS

Antes de realizar a higiene oral, é preciso avaliar o nível de consciência dos pacientes: quando dependentes ou debilitados, eles necessitam ainda mais do auxílio da enfermagem para realizar essa atividade.

Alterações na mucosa oral e na salivação são comuns, e cabe à equipe assistencial prestar cuidados para diminuir o risco de contaminação e complicações de saúde. Se o paciente não conseguir colaborar, comunique o enfermeiro para avaliar a possibilidade de instalar uma cânula de Guedel para auxiliar na abertura da boca.

Material
- EPIs: luvas de procedimento.
- Escova dental ou espátula de língua com gaze.
- Creme dental.
- Enxaguante bucal sem álcool.
- Cuba rim.
- Copo descartável com água.
- Toalha de rosto.

Técnica
- Separar todo o material.
- Higienizar as mãos e explicar ao paciente o procedimento de higiene oral.
- Posicionar o paciente no leito adequadamente, preferencialmente em decúbito Fowler (ver p. 197). Caso o paciente não colabore ou não possa ser posicionado dessa maneira, lateralizar a cabeça para um dos lados e utilizar uma sonda de aspiração para cavidade oral.
- Calçar as luvas de procedimento.
- Escovar os dentes com creme dental com movimentos para cima e para baixo, suavemente.
- Escovar os dentes, gengivas, bochechas, palato duro:
  - em casos de uso de próteses dentárias: remover próteses e realizar a higiene oral/mucosas e das próteses;
  - caso o paciente apresente reflexo de vômito, interrompa o procedimento e retorne segundos após o término.
- Se não houver escova dental ou o paciente não possuir dentes, utilizar gaze não estéril envolvida na espátula de língua para realizar a higiene;
- Realizar a anotação de enfermagem.

Exemplo de anotação de enfermagem:

(Data e hora) Realizada higiene oral com escova de dente e creme dental, mantém mucosa oral íntegra e hidratada. Deixo cama baixa, rodas travadas e grades elevadas. Segue acompanhado por familiar (irmão). (assinatura e carimbo)

HIDRATAÇÃO CORPORAL E MASSAGEM DE CONFORTO

A hidratação corporal geralmente ocorre após o banho. Manter a pele hidratada evita complicações como ressecamento da pele, que, por sua vez, pode gerar prurido (coceira) e outros desconfortos ao paciente.

Para aplicar o creme hidrante na região corporal, verifique se a pele está limpa. Não massageie áreas hiperemiadas, comunique a enfermeira ou médico responsáveis pelo paciente para uma avaliação mais detalhada.

Material
- Creme hidratante.
- Luvas de procedimento.

Técnica
- Reunir todo o material.
- Explicar o procedimento para o paciente.
- Posicionar o paciente em uma posição confortável.
- Higienizar as mãos e calçar as luvas de procedimentos.
- Massagear a região de tronco com movimentos circulares. Massagear os membros superiores em movimento unidirecional, das mãos para o braço. Massagear os membros inferiores em movimento unidirecional, dos pés para a coxa (sentido do retorno venoso).
- Retirar as luvas e higienizar as mãos.
- Realizar a anotação de enfermagem.

Exemplo de anotação de enfermagem:

(Data e hora) Realizada massagem de conforto da região corporal, mantém pele íntegra e hidratada. Segue acompanhado por familiar (irmão). (assinatura e carimbo)

Arrumação de cama

O leito é o local onde o paciente passa a maior parte do tempo durante seu período de internação, por isso deve ser organizado de maneira a favorecer maior conforto, segurança e capacidade de mudança de posição.

O modo como a cama está disposta demonstra o tipo de ocupação do leito. São três os tipos de arrumação de cama: cama fechada, cama aberta e cama cirúrgica/operado.

Cama fechada. Indica que o leito está limpo e pronto para receber um novo paciente. Preparada após a limpeza terminal em casos de alta, óbito ou transferência. O lençol é posicionado sobre o leito até a altura da cabeceira com uma pequena dobradura na parte superior.

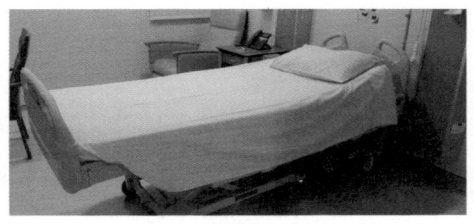

FIGURA 1 – CAMA FECHADA.

Cama aberta. Indica que neste leito há um paciente internado e que no momento não está na cama, mas retornará para o mesmo leito – por exemplo, quando o paciente está no banho e depois retornará para o seu leito. O lençol é posicionado sobre o leito até a altura da cabeceira, com uma abertura para o lado que o paciente entra no leito para acomodar-se.

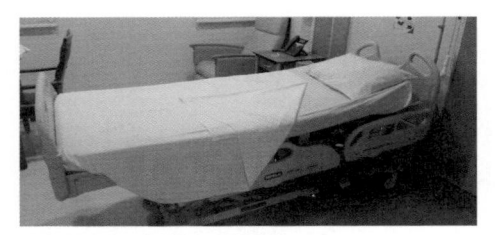

FIGURA 2 – CAMA ABERTA.

Cama cirúrgica/operado. Indica que o leito receberá um paciente de pós-operatório. O lençol é posicionado na lateral do leito, do lado oposto ao que o paciente entrará no quarto, para facilitar a transferência do paciente da maca para a cama.

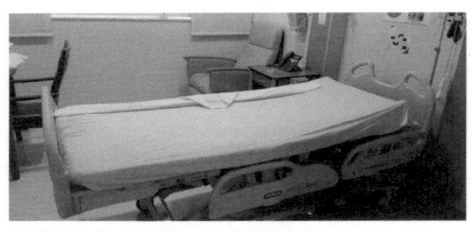

FIGURA 3 – CAMA DE OPERADO.

Ao realizar a arrumação do leito, não coloque as roupas de cama que estão sendo retiradas no chão, evitando a disseminação de microrganismos, e não deixe que o lençol limpo toque no chão. Não sacuda a roupa para posicionar no leito, apoie no leito e desdobre-a. Deixe a roupa de cama sempre limpa e bem esticada sobre o leito. Acrescente na arrumação de cama: protetores impermeáveis, lençol móvel (estrado de pano) e cobertores de acordo com a necessidade do paciente.

Procedimentos

ARRUMAÇÃO DE CAMA OCUPADA

Pacientes restritos ao leito não podem levantar para o profissional de enfermagem realizar a troca da roupa de cama, sendo necessário realizar a troca dos lençóis com o paciente acomodado no leito.

Antes de iniciar o procedimento, explique ao paciente o que será feito e reúna todo o material necessário. Se o paciente conseguir se movimentar no leito, é possível realizar a técnica com um profissional apenas; entretanto, se o paciente apresentar dificuldade em lateralizar-se sozinho ou se estiver com restrições de movimentos, serão necessários dois profissionais.

Material
- Roupa de cama limpa:
  - 2 lençóis;
  - 1 fronha;
  - 1 cobertor;
  - 1 campo impermeável;
  - 1 lençol móvel (estrado de pano).
- Saco de roupa suja (hamper).
- Produto alcoólico e pano descartável de limpeza.

Técnica
- Organizar o material em ordem de uso (no topo da pilha, o que você irá utilizar primeiro) para arrumar a cama e deixá-lo próximo ao leito:

- montar a pilha de roupa de cama da base para o topo, na seguinte ordem: cobertor se necessário, lençol de cima, lençol móvel, campo impermeável, lençol de baixo.
▶ Explicar o procedimento ao paciente.
▶ Deixar o ambiente o mais privativo possível, fechando portas e janelas.
▶ Higienizar as mãos.
▶ Colocar as luvas se houver risco de contato com fluidos corporais ao manipular o lençol sujo e removê-las antes de entrar em contato com o lençol limpo.
▶ Desprender a roupa de cama de todas as laterais.
▶ Lateralizar o paciente para o lado oposto do profissional. Erguer as grades de proteção ou solicitar ajuda de outro profissional.
▶ Enrolar o lençol sujo até a metade da cama, próximo à região dorsal do paciente.
▶ Higienizar a outra metade da cama com pano e álcool a 70%.
▶ Colocar a roupa de cama limpa na metade da cama descoberta, iniciando pelo lençol de baixo, campo impermeável e lençol móvel.
▶ Lateralizar o paciente para o lado da cama forrada com a roupa limpa. Erguer as grades de proteção ou solicitar ajuda de outro profissional.
▶ Retirar a roupa suja da outra metade da cama e desprezar no hamper. Atenção: o impermeável deve ser desprezado no lixo.
▶ Higienizar a metade da cama com pano e álcool a 70%.
▶ Terminar de ajustar a roupa limpa no leito, prendendo-a na cama. Importante: não deixar dobras ou lençol solto, para não causar lesões na pele do paciente.
▶ Posicionar o paciente em decúbito dorsal.
▶ Colocar a fronha limpa no travesseiro.
▶ Cobri-lo com cobertor e/ou lençol.
▶ Deixar o paciente confortável no leito e elevar as grades de proteção.
▶ Higienizar as mãos.
▶ Realizar a anotação de enfermagem.

Observação: durante a movimentação do paciente no leito, observe a presença de dispositivos invasivos (drenos, sondas, cateteres) e posicione-os adequadamente no leito, evitando tração acidental.

ARRUMAÇÃO DE CAMA ABERTA

Material
- Roupa de cama limpa:
  - 2 lençóis;
  - 1 fronha;
  - 1 cobertor;
  - 1 campo impermeável;
  - 1 lençol móvel (estrado de pano).
- Saco de roupa suja (hamper).
- Produto alcoólico e pano descartável de limpeza.

Técnica
- Higienizar as mãos.
- Organizar o material em ordem de uso (no topo da pilha, o que você irá utilizar primeiro) para arrumar a cama e deixá-lo próximo ao leito:
  - montar a pilha da roupa de cama da base para o topo, na seguinte ordem: cobertor se necessário, lençol de cima, lençol móvel, campo impermeável, lençol de baixo.
- Remover toda a roupa de cama usada e desprezar no hamper. Atenção: o impermeável deve ser desprezado no lixo.
- Higienizar a cama com pano e álcool a 70%.
- Arrumar a cama com a roupa limpa, iniciando com o lençol de baixo, campo impermeável, lençol móvel, lençol de cima e cobertor, se necessário.
- Dobrar o lençol com abertura do lençol de cima para o lado que o paciente entra na cama e colocar o travesseiro com a fronha limpa.
- Organizar o quarto.
- Higienizar as mãos.
- Realizar a anotação de enfermagem.

ARRUMAÇÃO DE CAMA FECHADA

Material
- Roupa de cama limpa:
  - 2 lençóis;
  - 1 fronha;

- 1 cobertor;
- 1 campo impermeável;
- 1 lençol móvel (estrado de pano).

▶ Saco de roupa suja (hamper).
▶ Produto alcoólico e pano descartável de limpeza.

Técnica
▶ Conferir a realização da limpeza terminal.
▶ Higienizar as mãos.
▶ Organizar o material em ordem de uso (no topo da pilha, o que você irá utilizar primeiro) para arrumar a cama e deixá-lo próximo ao leito:
- montar a pilha da roupa de cama da base para o topo, na seguinte ordem: cobertor se necessário, lençol de cima, lençol móvel, campo impermeável, lençol de baixo.

▶ Arrumar a cama com a roupa limpa, iniciando com o lençol de baixo, campo impermeável, lençol móvel, lençol de cima e cobertor, se necessário.
▶ Estender o lençol até a parte superior da cama e colocar o travesseiro com a fronha limpa.
▶ Organizar o quarto.
▶ Realizar a anotação de enfermagem.

ARRUMAÇÃO DE CAMA DE OPERADO

Material
▶ Roupa de cama limpa:
- 2 lençóis;
- 1 fronha;
- 1 cobertor;
- 1 campo impermeável;
- 1 lençol móvel (estrado de pano).

▶ Saco de roupa suja (hamper).
▶ Produto alcoólico e pano descartável de limpeza.

Técnica
▶ Higienizar as mãos.

- Organizar o material em ordem de uso (no topo da pilha, o que você irá utilizar primeiro) para arrumar a cama e deixá-lo próximo ao leito:
    - montar a pilha de roupa de cama da base para o topo, na seguinte ordem: cobertor se necessário, lençol de cima, lençol móvel, campo impermeável, lençol de baixo.
- Arrumar a cama com a roupa limpa, iniciando com o lençol de baixo, campo impermeável, lençol móvel, lençol de cima e cobertor, se necessário.
- Fazer um envelope com as pontas do lençol de cima e o cobertor, juntando-as no centro da cama.
- Enrolar as pontas para a lateral da cama, no sentido oposto à porta de entrada do paciente. Colocar o travesseiro com a fronha limpa ao lado da cama - por exemplo, na poltrona.
- Organizar o quarto.
- Realizar a anotação de enfermagem.

Mobilidade, transferência e contenção mecânica

12

A mobilidade física consiste na capacidade do indivíduo em se acomodar no leito, caminhar, praticar esporte, dançar, etc. Está diretamente relacionada ao funcionamento dos sistemas musculoesquelético e nervoso. Algumas condições clínicas podem interferir na autonomia do indivíduo em realizar suas atividades de vida diária de forma temporária ou definitiva, como politraumatismo, doenças degenerativas ou acidente vascular cerebral.

A limitação de movimento leva à necessidade de utilização de dispositivos de apoio para deambulação como muletas ou andadores e auxílio para posicionamento ou transferência da cama para poltrona e vice-versa. A mobilidade reduzida favorece maiores riscos de complicações ao paciente, como lesões de pele por fricção e cisalhamento, lesão por pressão, desenvolvimento de trombose venosa, alterações na ventilação pulmonar e risco de queda aumentado.

Saber avaliar as necessidades físicas de acordo com as condições clínicas do paciente é crucial para garantir uma movimentação segura, durante a deambulação, na transferência para a cama, para a poltrona, para a cadeira higiênica ou para qualquer outro tipo de deslocamento.

Para avaliar a mobilidade, é preciso observar a presença de hemiplegia (paralisia unilateral) e hemiparesia (fraqueza muscular unilateral), capacidade do paciente em ajudar nos movimentos, autoconfiança para movimentar-se e presença de dor.

A enfermagem deve preservar todos os dispositivos invasivos, como sondas, cateteres, drenos e curativos, garantindo que não ocorra a retirada acidental durante o posicionamento do paciente.

A equipe de enfermagem deve sempre avaliar os aspectos ergonômicos dos movimentos a serem realizados por eles, a fim de não causar nenhuma lesão musculoesquelética, visto que a maior incidência de lesões em profissionais da enfermagem está relacionada à movimentação inadequada dos pacientes.

Pontos importantes
- Garantir a segurança do procedimento: conferir a identificação correta do paciente, aferir os sinais vitais, avaliar alterações do nível de consciência, observar palidez, vertigem e calcular o número de profissionais necessários para a execução do procedimento.
- Atentar-se para a ergonomia durante as movimentações.
- Realizar a higienização dos dispositivos de auxílio a serem utilizados com álcool a 70%.
- Posicionar e fixar adequadamente os dispositivos invasivos, como drenos, sondas e cateteres, antes de iniciar a manipulação, evitando trações acidentais.
- Pacientes agitados ou com demência podem fazer uso de contenção mecânica. Caso seja necessário removê-las para movimentá-los, redobre sua atenção, evitando agressões aos profissionais ou retirada acidental dos dispositivos médicos implantados.
- Utilizar os Equipamentos de Proteção Individual (EPIs) de acordo com o tipo de precaução utilizada no paciente – padrão, contato ou respiratória (aerossóis ou gotícula).

Posicionamento no leito

O leito do paciente deve ser organizado de maneira a favorecer maior conforto, segurança e capacidade de mudança de posição. Realizar mudanças de decúbito do leito facilita o posicionamento do paciente para exames e procedimentos e previne complicações, como broncoaspiração ou lesão por pressão.

Alterações no sistema nervoso muscular ou esquelético dificultam que o paciente mude sozinho de posição, fazendo com que dependa da equipe de enfermagem para realizar as trocas de posições. A mudança de decúbito precisa ser realizada no intervalo de no máximo duas horas.

Para posicionar o paciente, utiliza-se um lençol móvel (estrado de pano) como ponto de apoio, evitando manuseá-lo pelos braços, pois favorece o cisalhamento com o lençol. Dependendo da condição clínica do paciente, é possível associar a barra de trapézio, para que o próprio paciente possa auxiliar sua movimentação no leito.

Procedimento

Material
- Coxins de apoio.
- Travesseiro.
- Lençol.
- Fronha.
- EPIs, se necessário.

Técnica
- Verificar se há contraindicações prescritas pelo médico quanto ao posicionamento do paciente.
- Higienizar as mãos e conferir na pulseira de identificação dados como o nome completo e a data de nascimento do paciente.
- Avaliar a capacidade de auxílio do paciente em colaborar no procedimento.
- Explicar o procedimento para o paciente e familiares.
- Posicionar o leito na altura adequada para os profissionais que realizarão a técnica de movimentação.
- Posicionar o paciente de forma alinhada no leito e retirar todos os travesseiros, facilitando sua movimentação.

Observação: se o paciente não conseguir auxiliar no procedimento, serão necessários dois profissionais para posicioná-lo no leito, utilizando um lençol móvel (estrado de pano) embaixo do paciente para realizar os movimentos. Caso o paciente consiga auxiliar, o profissional deve solicitar que o paciente flexione as pernas e joelhos com os pés apoiados no leito e ajude no movimento de subida no leito.

- Seguir a prescrição de enfermagem para realizar a mudança de decúbito do paciente.

- ▶ Após a mudança de decúbito, apoiar os travesseiros e coxins nos locais indicados.
- ▶ Higienizar as mãos.
- ▶ Realizar a anotação de enfermagem.

> Exemplo de anotação de enfermagem:
>
> *(Data e hora) Realizada a mudança de decúbito de lateral direito para lateral esquerdo, mantém cabeceira elevada a 30°. Cama baixa, rodas travadas e grades elevadas. Está acompanhado pelo irmão. (assinatura e carimbo)*

Transferência da cama para poltrona/cadeira de rodas/cadeira de banho

Procedimento

Material
- ▶ Álcool 70% e pano descartável.
- ▶ Cadeira de rodas ou poltrona ou cadeira de banho.
- ▶ Lençol.
- ▶ Sapatos do paciente.
- ▶ EPIs, se necessário.

Técnica
- ▶ Separar todos os materiais.
- ▶ Explicar o procedimento para o paciente e familiares.
- ▶ Higienizar as mãos e conferir na pulseira de identificação dados como o nome completo e a data de nascimento do paciente.
- ▶ Arrumar a cadeira de rodas ou poltrona ou cadeira de banho cobrindo com lençol.
- ▶ Deixar o ambiente privativo: fechar a porta do quarto ou colocar um biombo.
- ▶ Avaliar a necessidade de ampliar a equipe durante a transferência, de modo a prevenir o risco de queda e promover a ergonomia do profissional.
- ▶ Posicionar o paciente em decúbito dorsal.
- ▶ Elevar a cabeceira da cama.

- Abaixar a grade da cama do lado em que a cadeira de rodas está posicionada, para o paciente tocar os pés no chão;
- Posicionar a cadeira de rodas lateralmente ao leito.
- Travar a roda da cadeira e erguer o descanso dos pés.
- Colocar os calçados do paciente.
- Ficar de frente para o paciente, segurando-o pela cintura.
- Ajudar o paciente a levantar-se: ele deve apoiar-se nos ombros do profissional, que o segurará pela cintura até que fique em pé ao lado da cama.
- Ajudar o paciente a sentar na cadeira de rodas.
- Apoiar os pés do paciente no descanso da cadeira.
- Deixar o paciente confortável e cobrir com outro lençol e/ou cobertor.
- Higienizar as mãos.
- Realizar a anotação de enfermagem.

Exemplo de anotação de enfermagem:

(Data e hora) Posicionado o paciente na cadeira de rodas para encaminhamento até o setor de centro de diagnóstico por imagem para realizar radiografia de tórax conforme prescrição médica. (assinatura e carimbo)

Transferência da cama para maca e vice-versa

Procedimento

Material
- Álcool 70% e pano descartável para limpeza.
- Lençol.
- EPIs, se necessário.

Técnica
- Reunir todo o material.
- Higienizar as mãos.
- Explicar o procedimento para o paciente e familiares.

- Deixar o ambiente privativo: fechar a porta do quarto ou colocar um biombo.
- Abaixar as grades e retirar os travesseiros. Se possível, manter o paciente em decúbito dorsal horizontal (DDH) e retirar o lençol que esteja cobrindo o paciente.
- Observar as fixações e condições das extensões dos cateteres, drenos e sondas para evitar a remoção acidental.
- Reduzir o atrito, se possível: cruzar braços e pernas do paciente.
- Remover partes do lençol móvel (estrado de pano) de pano que estejam debaixo do colchão.
- Ajustar a altura entre o leito e a maca, posicionando-os paralelamente, e travar as rodas.
- Os profissionais devem estar posicionados um de cada lado da cama, um na cabeceira e outro próximo aos pés do paciente.
- Realizar a transferência do paciente para a maca, sincronizando a ação dos profissionais – por exemplo, contando 1, 2, 3.
- A transferência também pode ser realizada com prancha de transferência ou elevador mecânico.
- Acomodar o paciente no leito, elevar a cabeceira e cobrir com lençol e/ou cobertor.
- Verificar a inserção de cateteres, dreno e sondas.
- Elevar as grades e destravar as rodas da maca.
- Conduzir o paciente ao local de destino.
- Higienizar as mãos.
- Realizar a anotação de enfermagem.

Observação: a transferência da maca para cama deve seguir esses mesmos passos.

Exemplo de anotação de enfermagem:

(Data e hora) Realizada a transferência do paciente da cama para a maca, com auxílio de dois profissionais. Encaminhado até o setor de centro de diagnóstico por imagem para realizar radiografia de tórax conforme prescrição médica. (assinatura e carimbo)

Elevador mecânico

Contribui na movimentação de pacientes com restrição de movimentos e/ou obesos, diminuindo a sobrecarga ergonômica para os profissionais de saúde, e favorece uma movimentação com maior qualidade e segurança. Porém, muitos profissionais que possuem essa tecnologia disponível em seu serviço de saúde não a utilizam, o que promove aumento da carga de peso, promovendo prejuízos e riscos à sua própria saúde.

O elevador mecânico é composto pelo guincho, lona e um controle para alterar as funções. Suas atividades são simples e fáceis de manusear. Para instalar a lona no paciente acamado, é preciso lateralizar o paciente para um dos lados, posicionar a lona na altura correta, lateralizar o paciente para o lado oposto e terminar de ajustar a lona embaixo do paciente. Depois, é necessário encaixar a lona no guincho e controlar as funções.

Prancha de transferência

A prancha de transferência auxilia na movimentação do paciente da cama para maca ou mesas de exames, é de fácil utilização e diminui a sobrecarga de peso dos profissionais de saúde. Para utilizá-la, é necessário lateralizar o paciente, colocar a prancha embaixo do lençol, o mais perto possível do corpo do paciente, retornar o paciente para cima da prancha e fazer o movimento de transferência para o lado que a prancha foi posicionada. Após transferir o paciente, deve-se retirar a prancha e acomodar o paciente no leito.

Contenção mecânica

A contenção mecânica é utilizada para restringir as movimentações do paciente no leito, sendo necessária em casos de agitação psicomotora, confusão mental, indicação de imobilização temporária de algum membro após procedimentos invasivos e situações em que o paciente ofereça risco de complicações clínicas para si mesmo – por exemplo, retirando dispositivos invasivos. Existem diversos tipos de contenção mecânica, como: restrição de quadril, do tórax, dos membros superiores, dos membros inferiores ou das mãos.

Todo e qualquer tipo de contenção mecânica é indicado para aumentar a segurança do paciente quando outras medidas de segurança foram aplicadas, porém não foram suficientes para conter a situação de risco. As alternativas à utilização de contenção incluem: explicar para o paciente e familiares a rotina do setor e os procedimentos que são realizados rotineiramente; estimular a participação da família no cuidado; encaminhar pacientes que estejam confusos e desorientados para leitos próximos ao posto de enfermagem; diminuir a exposição visual dos dispositivos invasivos, cobrindo-os com ataduras ou roupas; promover técnicas de relaxamento e distração, como fotos de familiares, televisão e música; comunicar-se de forma calma, clara e com falas pausadas.

É obrigatória a prescrição médica autorizando a instalação de contenção. Durante o tempo de utilização da contenção mecânica, há maior risco de desenvolver lesões de pele no membro ou região que está restrita, além de poder ocorrer a diminuição da circulação sanguínea local – por exemplo, nas mãos –, sendo um cuidado de enfermagem observar regularmente os locais contidos e realizar anotação em prontuário dessa avaliação.

A utilização de contenção mecânica não pode ser um impeditivo da mudança de decúbito, pois os riscos de lesão por pressão estão aumentados nessas condições. A avaliação da necessidade de uso de contenção deve ser realizada diariamente pela equipe médica em conjunto com a equipe de enfermagem e, quando prescrita, a equipe de enfermagem deve comunicar o procedimento ao paciente e familiares, e explicar as indicações para essa ação.

Procedimento

Material
- Contenção mecânica de acordo com o local a ser restringido.

Técnica
- Avaliar as condições clínicas do paciente: desorientação, agitação, risco de remoção acidental de dispositivos, incapacidade de seguir orientações fornecidas.
- Conferir se a contenção está prescrita pelo médico, indicando o local a ser restringido.
- Separar o material: contenção mecânica.
- Conferir a identificação do paciente, como nome completo e data de nascimento.
- Explicar o procedimento para o paciente e familiar e justiçar a indicação.
- Higienizar as mãos e instalar a contenção prescrita de forma correta:
  - contenção com cinto: aplique o cinto na região do quadril em cima da roupa do paciente. Conferir se não há dobras de roupa ou lençol. Amarrar o cinto com o paciente na posição dorsal – cuidado para não apertar excessivamente;
  - contenção de extremidades: aplique as contenções nos punhos e/ou tornozelos com o objetivo de imobilizar todo o membro contido. Verificar se a parte com espuma está em contato com o paciente e amarrar as contenções no leito sem tracionar o membro contido, mas garantindo que o paciente não consiga realizar movimentos de elevação com o membro; (figura1)

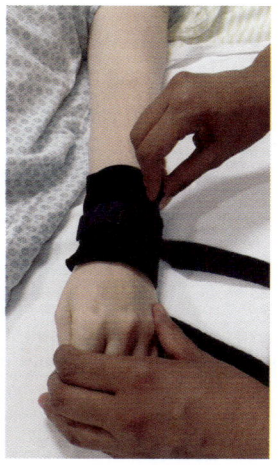

FIGURA 1 – CONTENÇÃO DE MEMBRO SUPERIOR.

- contenção em luva: dispositivo semelhante a uma luva para restringir a movimentação das mãos. Fixar as luvas no punho do paciente com as tiras de velcro.
▶ Prender as fitas das contenções em barras fixas do leito com nó de liberação rápida (figura 2). Atenção durante o posicionamento do paciente no leito para não tracionar o membro contido. Não prender as fitas de contenção nas grades laterais de segurança da cama.

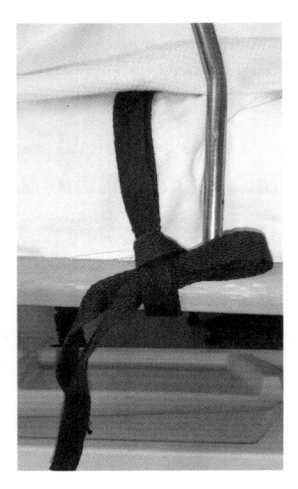

FIGURA 2 – NÓ DE LIBERAÇÃO RÁPIDA.

▶ Retirar as contenções a cada duas horas para realizar a mudança de decúbito do paciente e avaliar a integridade da pele.
▶ Atenção ao retirar as contenções para não permitir que o paciente tracione qualquer dispositivo acidentalmente. Recolocar as contenções ao término do procedimento.
▶ Realize a anotação de enfermagem.

Exemplo de anotação de enfermagem:

(Data e hora) Instalada a contenção mecânica em membros superiores, conforme prescrição médica. Orientados familiares e paciente sobre a necessidade do procedimento quanto à segurança do paciente. (assinatura e carimbo)

Cuidados com dispositivos, cateteres, sondas e drenos

A enfermagem é responsável por realizar o manuseio e manutenção dos dispositivos invasivos, como cateteres, sondas e drenos. Cateteres e sondas são materiais utilizados para explorar algum órgão, levar ou remover substâncias desses órgãos – temos como exemplos o cateter venoso e o vesical. Drenos são dispositivos maleáveis utilizados para drenar ou remover secreções de cavidade, como o dreno de sucção e o laminar.

Cateteres venosos

Cateteres venosos são utilizados para infusão de soluções, medicamentos, hemoderivados, nutrição parenteral, quimioterapia, coletas de exames laboratoriais e monitorização hemodinâmica invasiva. Os cateteres podem ter sua inserção em veia periférica ou veia central. A escolha do sítio de punção irá depender da indicação da terapia e condições clínicas do paciente.

A equipe de enfermagem deve monitorar os sinais flogísticos de todos os cateteres venosos e comunicar à enfermeira ao primeiro sinal, sendo necessário remover o cateter venoso periférico e puncionar novo acesso em outro sítio. No caso do cateter venoso central, deve ser avaliado em conjunto com a equipe médica as indicações de remoção e passagem de outro cateter. Os sinais flogísticos são: dor, calor, hiperemia e edema.

Cateter venoso periférico (CVP)

O cateter venoso periférico é o procedimento invasivo mais realizado pela equipe de enfermagem. Sua técnica consiste em puncionar uma veia periférica, preferencialmente, no membro superior (mão, antebraço ou braço) para terapia intravenosa.

O CVP pode ser realizado com dispositivos agulhados, que são indicados para procedimentos rápidos, isto é, coleta de exames de sangue ou administração de medicamentos intravenosos em dose única, ou com dispositivos com cateteres sobre a agulha, que são indicados para terapias contínuas com mais de uma dose, podendo permanecer até 96 horas no local da punção (curta permanência). O cateter sobre agulha é um dispositivo composto por um cateter de poliuretano envolvendo a agulha. Assim, após a punção venosa a agulha é retirada, permanecendo apenas o cateter flexível no paciente.

QUADRO 1. TIPOS DE CATETERES PERIFÉRICOS

Cateter agulhado	Scalp®
Cateter sobre agulha	Introcan®, Intima®, Jelco®, Abocath®

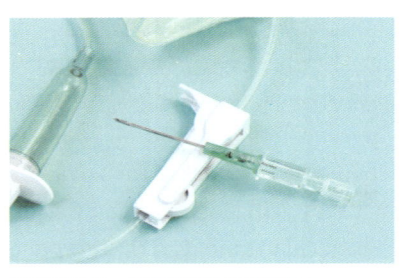

FIGURA 1 – CATETER SOBRE A AGULHA: INTROCAN®.

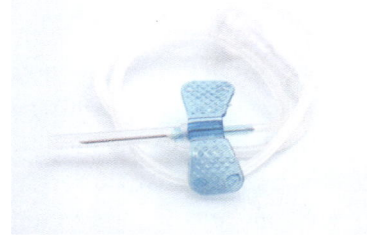

FIGURA 2 – CATETER AGULHADO: SCALP®.

Para escolher o sítio de punção para cateteres periféricos de curta permanência é preciso tomar os seguintes cuidados:
- ▶ evitar locais próximos às articulações (áreas de flexão);
- ▶ evitar áreas já comprometidas (flebite, infiltração, necrose);
- ▶ evitar locais com a pele danificada (queimaduras, feridas);
- ▶ preferencialmente, puncionar veias do antebraço;
- ▶ não puncionar membros inferiores, há maior risco de tromboflebite;
- ▶ considerar a preferência do paciente, quando possível, e evitar membro dominante.

Para escolher o dispositivo de punção e seu calibre, é necessário conhecer o objetivo da terapia em relação:
- à duração da terapia intravenosa;
- aos componentes da solução;
- à viscosidade da solução;
- às condições da rede venosa.

O cateter de escolha deve ser sempre do menor calibre possível, respeitando as indicações para cada tipo de terapia intravenosa prescrita e condições da rede venosa do paciente. Manipulações incorretas do cateter podem ocasionar flebite, que é a inflamação da camada íntima da veia, sendo classificada como:
- mecânica: quando há manuseio incorreto ou calibre do cateter e fixação inadequados;
- química: quando ocorre a administração de medicamentos irritantes, vesicantes;
- infecciosa: quando acontece a contaminação dos dispositivos ou soluções intravenosas, com a utilização de técnica não asséptica.

PROCEDIMENTOS

Punção venosa com cateter sobre agulha (Jelco®, Abocath®, Introcan®)

Material
- EPIs: luvas de procedimento e óculos de proteção.
- Swab alcoólico.
- Cateter sobre agulha.
- Extensor de via.
- Tampas vedantes estéreis ou dispositivo valvulado estéril.
- Seringa com soro fisiológico 0,9%.
- Fixação transparente ou gaze e micropore.
- Garrote.

Técnica
- Separar o material.
- Higienizar as mãos.
- Explicar o procedimento para o paciente e acompanhante.

- Conferir a identificação do paciente, como nome completo e data de nascimento.
- Avaliar a rede venosa e escolher o sítio de punção.
- Preparar o material:
  - remover a agulha da embalagem;
  - preencher o extensor com soro fisiológico.
- Higienizar as mãos e colocar os EPIs.
- Realizar antissepsia da pele do paciente com swab alcoólico, executando movimentos unidirecionais ou circulares (de dentro para fora).
- Puncionar a veia com o bisel voltado para cima, com ângulo de punção de aproximadamente 15° a 30°.
- Observar o refluxo de sangue no dispositivo e introduzir o cateter de poliuretano (flexível) até o final.
- Retirar o garrote.
- Retirar a agulha do dispositivo e acoplar o extensor.
- Realizar assepsia da ponta externa do extensor com swab alcoólico.
- Conectar a seringa na ponta externa do extensor e infundir o soro fisiológico 0,9% para avaliar a punção.
- Fixar o dispositivo com filme transparente ou gaze e micropore.
- Colocar a data da punção.
- Desprezar a agulha na caixa de perfurocortante e os demais materiais no lixo adequado.
- Retirar as luvas de procedimento.
- Higienizar as mãos.
- Realizar a anotação de enfermagem.

> Exemplo de anotação de enfermagem:
>
> *(Data e hora) Realizada punção venosa com Introcan® nº 22 em antebraço direito na primeira tentativa. Instalado extensor de via e dispositivos valvulados. Fixado cateter com filme transparente. (assinatura e carimbo)*

Cateter venoso central (CVC)

Os cateteres venosos centrais permitem a infusão, com maior segurança, de grandes volumes e de medicamentos com maior risco de lesão do endotélio dos vasos periféricos, como drogas vasoativas, soluções de nutrição parenteral com altas taxas de glicose e osmolaridade e medicamentos vesicantes, como quimioterápicos. São inseridos mais comumente nas veias jugular, subclávia ou femoral, sua ponta está localizada na veia cava superior ou inferior. Possuem diversos números de lúmens, podendo ser mono, duplo ou triplo lúmen.

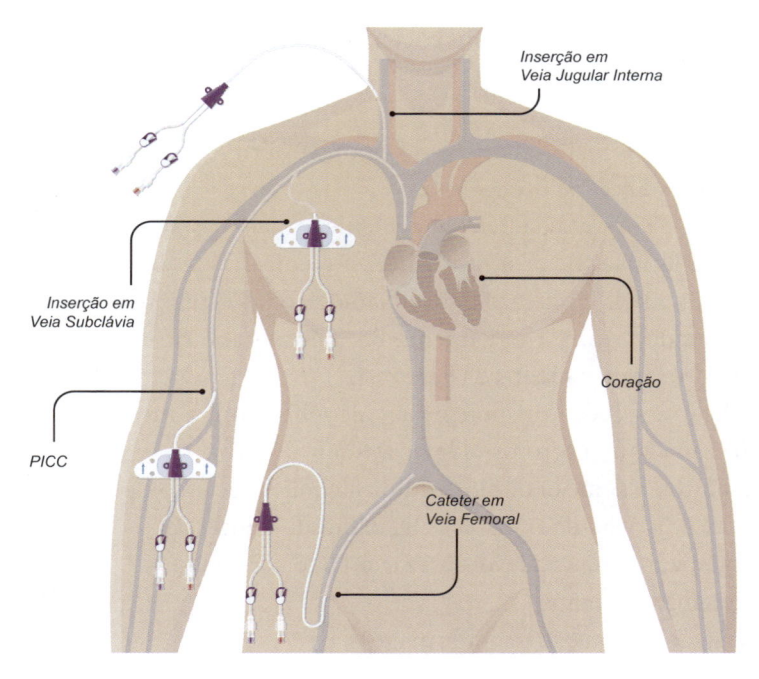

FIGURA 3 – LOCAIS DE INSERÇÃO DOS CATETERES VENOSOS CENTRAIS.

PROCEDIMENTOS

Curativo de cateter venoso central

Material
- EPIs: luvas de procedimento e máscara cirúrgica.
- Gaze estéril.
- Kit de pinças estéreis (anatomia, dente de rato e kelly) ou luva estéril.
- Ampola de soro fisiológico 0,9%.

- Swab alcoólico.
- Clorexidina alcoólica 2%.
- Filme transparente estéril.

Técnica
- Separar todo o material.
- Explicar o procedimento para o paciente e familiares.
- Conferir a identificação do paciente, como nome completo e data de nascimento.
- Higienizar as mãos.
- Abrir todo o material estéril no campo estéril.
- Calçar as luvas de procedimento.
- Retirar o curativo da pele do paciente.
- Trocar as luvas de procedimento e higienizar as mãos.
- Limpar a pele com gaze e soro fisiológico 0,9% (até remover toda a sujidade), realizar movimento de "raios de sol" da inserção para fora, trocando os lados da gaze.
- Aplicar a solução de clorexidina alcoólica com a mesma técnica utilizada com o soro fisiológico 0,9%.
- Aguardar a solução de clorexidina alcoólica secar completamente.
- Colocar a película transparente, ocluindo a inserção.
- Organizar o material e desprezar no lixo adequado.
- Higienizar as mãos
- Realizar a anotação de enfermagem.

Exemplo de anotação de enfermagem:

(Data e hora) Realizado curativo de cateter venoso central em veia jugular direita com soro fisiológico e clorexidina alcoólica, não apresenta sinais flogísticos, ocluído com película transparente estéril. (assinatura e carimbo)

Cuidados de enfermagem com cateteres venosos

- Controlar a validade da punção do cateter periférico: o tempo máximo de permanência é de 96 horas.
- Considerar as queixas do paciente, como dor ou incômodo na infusão de medicamentos (cateter periférico).

- Não molhar o local da punção; proteger o acesso venoso antes do banho.
- Manter sempre a inserção visível para o monitoramento dos sinais vitais.
- Manter sempre o curativo de fixação bem aderido.
- Higienizar as conexões com álcool 70% antes da administração dos medicamentos (swab alcoólico).
- Manter a permeabilidade do cateter, administrando soro fisiológico 0,9% antes e após a administração de medicamentos.
- Observar presença de sinais flogísticos, realizar a troca do acesso e comunicar a enfermeira para avalição.

Cateteres vesicais

O cateterismo vesical consiste na introdução de um cateter pela uretra até a bexiga urinária para promover o esvaziamento vesical quando o paciente não consegue eliminar a urina espontaneamente. A inserção do cateter vesical é atividade privativa do enfermeiro, segundo a resolução Cofen nº 0450/201, que normatiza o procedimento de sondagem vesical no âmbito do sistema Cofen e Corens. Ao técnico de enfermagem, compete a realização de atividades prescritas pelo enfermeiro, que envolvem a monitoração e registro de queixas, manutenção dos dispositivos com técnica limpa e monitoração do balanço hídrico (POTTER; PERRY, 2013).

Há diversos tipos de cateteres vesicais, como cateter vesical de alívio, cateter vesical de demora, cistostomia, nefrostomia, entre outros. O quadro a seguir demonstra as indicações e as características dos principais tipos de cateterismos.

QUADRO 2. TIPOS DE CATETERES VESICAIS E SUAS INDICAÇÕES

Tipo do cateter vesical	Indicações	Cateter utilizado	Características
Cateterismo vesical de alívio	• Esvaziamento momentâneo da bexiga urinária. • Retenção urinária (bexiga neurogênica, pós-anestesia). • Verificação do volume residual. • Coleta de urina para exames. • Infusão de medicamentos (quimioterapia).	• Sonda uretral.	• Não possui balonete. • Pode ser realizado por autocateterismo. • Procedimento intermitente.
Cateterismo vesical de demora	• Drenagem de urina contínua. • Drenagem de urina no intra e pós--operatório. • Controle rigoroso do débito urinário. • Irrigação vesical. • Proteger lesões perineais, perianais e vulvares do contato com a urina.	• Sonda Foley.	• Possui balonete. • Sistema fechado com reservatório.
Nefrostomia	• Descompressão renal e preservação da função renal, podendo ser temporária ou definitiva.	• Cateter de polietileno.	• Procedimento cirúrgico ou percutâneo para inserção do cateter direto no rim.

Tipo do cateter vesical	Indicações	Cateter utilizado	Características
Cistostomia/ vesicostomia	• Drenagem da bexiga urinária em situações que a uretra não permite seu esvaziamento. • Estenose uretral. • Traumas uretrais.	• Sonda Foley.	• Cistostomia: procedimento cirúrgico ou percutâneo para criação de trajeto alternativo para a saída da urina da bexiga com inserção de um cateter para drenagem. • Vesicostomia: procedimento cirúrgico para criação de trajeto alternativo para a saída da urina da bexiga sem a inserção de um cateter para drenagem.

Fonte: Potter; Perry (2013).

A utilização de dispositivos para cateterismo vesical proporciona maior risco de infecções urinárias e complicações, como trauma na uretra e bexiga, atonia vesical ou fístulas. A manipulação desses dispositivos deve sempre ser realizada com técnica asséptica.

Em alguns casos, é preciso realizar a lavagem da bexiga urinária além da drenagem de urina, para evitar obstrução do cateter – por exemplo, nos casos de hematúria, pois o sangue favorece a obstrução do cateter por formação de coágulos. Este procedimento é chamado de irrigação vesical e precisa, obrigatoriamente, ser realizado com sonda vesical de 3 vias, a fim de manter o sistema fechado e sem contaminações. A lavagem é realizada com soro fisiológico 0,9%, conforme prescrição médica. O controle do volume de soro infundido e débito drenado devem ser controlados rigorosamente e anotados no prontuário do paciente.

Procedimentos

CATETERISMO VESICAL DE ALÍVIO

Material
- EPIs: avental, óculos de proteção, máscara, luvas de procedimento.
- Sonda uretral.
- Gaze estéril.
- Antisséptico (clorexidina aquosa 0,2%).
- Kit de pinças (cuba rim, cúpula e pinça cheron).
- Campo fenestrado estéril.
- Gel hidrossolúvel.
- Luvas estéreis.
- Seringa 20 ml (sexo masculino).
- Agulha 40 × 12 (para abertura do frasco do gel hidrossolúvel).
- Fita adesiva hipoalérgica.
- Cálice graduado.
- Material para higiene íntima (comadre, pano de tecido descartável, água e sabonete).

Técnica
- Reunir todo o material.
- Explicar o procedimento para o paciente e familiares.
- Conferir a identificação do paciente, como nome completo e data de nascimento.
- Higienizar as mãos.
- Realizar a higiene íntima.
- Higienizar as mãos.
- Posicionar o paciente no leito – mulher, em posição ginecológica; homem, em decúbito dorsal, com os membros inferiores afastados.
- Abrir o campo estéril entre as pernas do paciente.
- Abrir o material estéril dentro do campo estéril. Será necessário auxílio para preenchimento da seringa com gel hidrossolúvel (para homens).
- Preencher a cúpula com clorexidina aquosa.
- Colocar as luvas estéreis.

- Arrumar os materiais no campo. Se o paciente for do sexo masculino, remover o êmbolo da seringa e solicitar que o outro profissional despreze o gel hidrossolúvel no corpo da seringa, e colocar novamente o êmbolo. Se o paciente for do sexo feminino, separar uma gaze e colocar o gel hidrossolúvel.
- Colocar o campo fenestrado, deixando a região íntima exposta no orifício do campo.
- Realizar a higiene da região íntima com clorexidina aquosa, gaze e pinça cheron. Contaminar a mão não dominante, tocando na genitália para auxiliar no posicionamento e melhor visualização da uretra.
- Lubrificar a sonda com gel hidrossolúvel e aplicar o gel no canal uretral. No sexo masculino, introduzir o conteúdo da seringa na uretra; no sexo feminino, lubrificar o canal uretral.
- Introduzir a sonda uretral no canal uretral, até visualizar o retorno da urina.
- Aguardar o retorno de urina pela sonda e desprezar na cuba rim. Quando a urina parar de drenar, tracionar a sonda cuidadosamente e observar se há mais drenagem de urina. Aguardar até finalizar a drenagem.
- Desprezar o débito urinário da cuba rim no cálice graduado.
- Retirar o material e descartar adequadamente.
- Deixar o paciente confortável.
- Checar a realização do procedimento na prescrição médica e realizar a anotação de enfermagem. Descrever tipo e número da sonda, além de características (aspectos e volume) do débito urinário.

Exemplo de anotação de enfermagem:

(Data e hora) Realizada a higiene íntima e cateterismo vesical de alívio conforme prescrição médica. Utilizada sonda uretral nº12, apresentou 500 ml de débito urinário amarelo-claro. (assinatura e carimbo)

CATETERISMO VESICAL DE DEMORA

Material
- EPIs: avental, óculos de proteção, máscara, luvas de procedimento.
- Sonda tipo Foley.
- Bolsa coletora sistema fechado.
- Gaze estéril.
- Antisséptico (clorexidina aquosa 0,2%).
- Kit de pinças (cuba rim, cúpula e pinça cheron).
- Campo fenestrado estéril.
- Gel hidrossolúvel.
- Luvas estéreis.
- Ampolas de água destilada (de acordo com o volume máximo do balonete).
- Seringa 20 ml (2, para pacientes do sexo masculino).
- 2 agulhas 40 × 12.
- Fita adesiva hipoalérgica.
- Material para higiene íntima (comadre, pano de tecido descartável, água e sabonete).

Técnica
- Reunir todo o material.
- Explicar o procedimento para o paciente e familiares.
- Conferir a identificação do paciente, como nome completo e data de nascimento.
- Higienizar as mãos.
- Realizar a higiene íntima.
- Higienizar as mãos.
- Posicionar o paciente no leito – mulher, em posição ginecológica; homem, em decúbito dorsal, com os membros inferiores afastados.
- Abrir o campo estéril entre as pernas do paciente.
- Abrir o material estéril dentro do campo estéril. Será necessário auxílio de outro profissional para aspiração da água destilada e preenchimento da seringa com gel hidrossolúvel (para homens).
- Preencher a cúpula com clorexidina aquosa.
- Colocar as luvas estéreis.

- Arrumar os materiais no campo. Solicitar ajuda para aspirar a água destilada sem contaminar a agulha e a seringa. Se o paciente for do sexo masculino, remover o êmbolo da seringa e solicitar que o outro profissional despreze o gel hidrossolúvel no corpo da seringa, e colocar novamente o êmbolo. Se o paciente for do sexo feminino, separar uma gaze e colocar o gel hidrossolúvel.
- Testar o balonete da sonda Foley. Insuflar o balonete com água destilada de acordo com o volume indicado na sonda. Verificar se não está danificado e esvaziá-lo novamente.
- Conectar a bolsa coletora na sonda.
- Colocar o campo fenestrado, deixando a região íntima exposta no orifício do campo.
- Realizar a higiene da região íntima com clorexidina aquosa, gaze e pinça cheron. Contaminar a mão não dominante, tocando na genitália para auxiliar no posicionamento e melhor visualização da uretra.
- Lubrificar a sonda com gel hidrossolúvel e aplicar o gel no canal uretral. No sexo masculino, introduzir o conteúdo da seringa na uretra; no sexo feminino, lubrificar o canal uretral.
- Introduzir a sonda Foley no canal uretral até o final.
- Aguardar retorno de urina pela extensão do sistema.
- Insuflar o balão com água destilada com o volume indicado na própria sonda e tracionar a sonda cuidadosamente para o balão ficar posicionado na base da bexiga.
- Fixar a extensão da bolsa coletora. Para o sexo masculino, na região suprapúbica; para o sexo feminino, na face interna da coxa.
- Retirar o material e descartar adequadamente.
- Deixar o paciente confortável.
- Checar a realização do procedimento na prescrição médica e realizar a anotação de enfermagem. Descrever tipo e número da sonda, além de características (aspectos e volume) do débito urinário.

Exemplo de anotação de enfermagem:

(Data e hora) Realizada a higiene íntima e cateterismo vesical de demora conforme prescrição médica. Utilizada sonda uretral nº 14, apresentou 200 ml de débito urinário amarelo-claro em bolsa coletora. Fixada extensão da bolsa coletora em região suprapúbica com micropore. (assinatura e carimbo)

Cuidados de enfermagem com cateterismo vesical de demora

- Sempre higienizar as mãos antes e após a manipulação do sistema vesical.
- Não deixar que a saída do sistema de drenagem (bolsa) toque o chão.
- Utilizar sempre a técnica estéril para coletar urina.
- Não elevar a bolsa coletora acima do nível da bexiga sem fechar o sistema.
- Manter a sonda bem fixada:
    - mulheres: na face interna da coxa;
    - homens: na região suprapúbica.
- Realizar o controle do débito urinário a cada 6 horas, quantificando o volume em mililitros e avaliando o aspecto (cor e odor).
- Realizar a higiene íntima a cada 6 horas.
- Observar sinais e sintomas de obstrução da sonda.

IRRIGAÇÃO VESICAL

Material
- EPIs: luvas de procedimento, avental, óculos de proteção e máscara.
- Suporte de soro.
- Frasco de solução fisiológica 0,9% de 1000 ml.
- Gaze estéril.
- Clorexidina alcoólica.
- Equipo macrogotas em "Y" (com duas vias), se disponível.

Técnica
- Reunir todo o material.
- Explicar o procedimento ao paciente e familiares.
- Conferir a identificação do paciente, como nome completo e data de nascimento.
- Higienizar as mãos.
- Colocar os EPIs (luvas de procedimento, avental, óculos de proteção e máscara).
- Esvaziar a bolsa coletora de urina e, ao final do procedimento, registrar o volume no prontuário.
- Remover as luvas e higienizar as mãos.

▶ Colocar o soro no suporte próximo ao paciente. Instalar o equipo macrogotas na bolsa de soro fisiológico 0,9% 1000 ml com técnica asséptica e preencher a extensão para remover o ar do sistema. Se for utilizado equipo com duas vias, instalar duas bolsas de soro fisiológico 0,9% 1000 ml, uma em cada via.
▶ Colocar as luvas de procedimento e realizar a assepsia da 3ª via da sonda com gaze e clorexidina alcoólica. Remover a tampa vedante e instalar o soro fisiológico 0,9% com técnica asséptica.
▶ Remover as luvas e higienizar as mãos.
▶ Controlar a velocidade de infusão do soro com gotejamento rápido, trocando o frasco antes do término. Se for utilizado o equipo macrogotas com duas vias, infundir uma bolsa de cada vez, deixando sempre a bolsa reserva pronta para uso e acoplada no sistema.
▶ Deixar o paciente confortável.
▶ Desprezar os materiais nos lixos adequados.
▶ Higienizar as mãos.
▶ Checar a administração da irrigação vesical na prescrição médica e realizar a anotação de enfermagem com volume instalado, aspecto e quantidade de urina.

Atenção para sinais de obstrução, como distensão abdominal, dor e não drenagem de urina. Comunicar à enfermeira e à equipe médica.

Exemplo de anotação de enfermagem:

(Data e hora) Instalada a irrigação vesical com soro fisiológico 0,9% 1000 ml, conforme prescrição médica, na terceira via da sonda Foley. Desprezado 300 ml de débito urinário hematúrico. (assinatura e carimbo)

Cateterismo retal

O cateterismo retal é indicado para a introdução de soluções ou medicamentos no intestino grosso por inserção de um cateter pelo ânus, para promover a eliminação de fezes e gases intestinais para tratamento de constipação intestinal ou preparos para exame (colonoscopia, retossigmoidoscopia).

Procedimentos

LAVAGEM INTESTINAL (CATETERISMO RETAL)

Material
- EPIs: luvas de procedimento e avental.
- Cateter retal.
- Gazes.
- Gel hidrossolúvel.
- Fita adesiva.
- Solução prescrita pelo médico (aquecer a solução previamente).
- Forro impermeável e lençol móvel (estrado de pano) para a cama.

Técnica
- Reunir todo o material.
- Explicar o procedimento para o paciente e familiares.
- Conferir a identificação do paciente, como nome completo e data de nascimento.
- Higienizar as mãos e colocar os EPIs (luvas de procedimento e avental).
- Posicionar o paciente em decúbito de Sims (ver p. 198).
- Colocar o forro impermeável e lençol móvel (estrado de pano) por cima, proporcionando maior conforto ao paciente e proteção do leito.
- Lubrificar o cateter com gel hidrossolúvel.
- Introduzir o cateter aproximadamente 10 cm e administrar a solução prescrita.
- Retirar o cateter.
- Encaminhar o paciente para o banheiro ou oferecer o uso de comadre no leito para eliminações intestinais.
- Realizar a higiene íntima após as eliminações intestinais.
- Desprezar os materiais adequadamente.
- Deixar o quarto organizado.
- Retirar os EPIs e higienizar as mãos.
- Checar a realização do procedimento na prescrição médica e fazer a anotação de enfermagem. Descrever as características das fezes (coloração, consistência e volume).

Exemplo de anotação de enfermagem:

(Data e hora) Realizada a lavagem intestinal conforme prescrição médica com solução de glicerina. Após o procedimento, a paciente evacuou em grande quantidade, pastoso e marrom. Realizada a higiene íntima. (assinatura e carimbo)

Drenos

Drenos são dispositivos cirúrgicos utilizados para remover secreções ou ar em espaços cavitários ou leito de feridas. Os drenos cirúrgicos mais utilizados são: Portovac®, Jackson Pratt (JP)®, Penrose® e dreno de tórax. Os materiais de fabricação podem variar bastante, como látex, poliuretano e silicone, entre outros. Podem ser classificados quanto à forma de ação/funcionamento – por capilaridade, quando a saída de secreção ocorre pela superfície externa do dreno; por gravitação, quando drenos calibrosos eliminam a secreção em bolsas coletoras; e por sucção, quando há o estabelecimento de pressão negativa na cavidade drenada. Todos os drenos são inseridos por técnicas cirúrgicas.

QUADRO 3. TIPOS DE DRENOS

Drenos	Forma de ação (drenagem)
Portovac®	Sucção
JP®	Sucção
Penrose®	Capilaridade
Dreno de tórax	Gravitação

Fonte: Jora (s/d).

Dreno de tórax

O dreno de tórax é indicado para remover sangue (hemotórax), ar (pneumotórax), pus (empiema), linfa (quilotórax) ou líquido do pericárdio (hidrotórax), decorrente de processos infecciosos, traumas ou intervenções cirúrgicas. Trata-se de um dreno tubular acoplado a uma extensão e um frasco coletor rígido. Para esse procedimento, é utilizado um sistema de drenagem subaquática com um ou mais frascos de drenagens.

O sistema de drenagem subaquática consiste em manter a haste do frasco de drenagem submerso em água destilada estéril (no mínimo, 2 centímetros), a fim de impedir o colapso pulmonar. Esse sistema é conhecido como selo d'água e a equipe de enfermagem é responsável pela troca desse selo a cada 24 horas.

A associação de sistema de aspiração contínuo no frasco coletor de drenagem é avaliada pela equipe médica de acordo com a necessidade clínica do paciente.

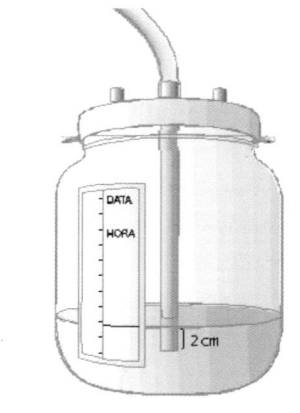

FIGURA 4 – FRASCO DE DRENO DE TÓRAX COM SELO D'ÁGUA.
Fonte: Roberto Lyra.

PROCEDIMENTO

Troca do selo d'água

Material
- EPIs: óculos de proteção, máscara, avental e luvas de procedimento.
- Fita crepe.
- Cálice graduado.
- Frasco de água destilada estéril 500 ml para frascos de drenagem de 2000 ml.
- Dispositivo para transferência de soluções (Transofix®).

Técnica
- Reunir os materiais.
- Explicar o procedimento para o paciente e familiares.
- Higienizar as mãos.
- Colocar os EPIs (luvas, avental, máscara, óculos de proteção).
- Fechar a pinça da extensão do dreno.
- Medir o débito no próprio frasco coletor graduado e despejar o conteúdo no cálice graduado.
- Lavar o frasco coletor do dreno com água destilada estéril, despejando o conteúdo no cálice graduado.

- Preencher o frasco coletor com água estéril (300 ml para frasco de drenagem com capacidade de 1000 ml e 500 ml para frasco de drenagem com capacidade de 2000 ml). Não contaminar o sistema de drenagem.
- Instalar a tampa no frasco, de modo que a haste fique submersa cerca de 2 cm.
- Soltar a pinça da extensão do dreno.
- Fazer a régua com a fita crepe, indicando o nível de água destilada. Anotar data e hora na lateral da graduação do frasco coletor.
- Deixar o cliente confortável.
- Deixar o ambiente em ordem e desprezar corretamente os materiais.
- Realizar a anotação de enfermagem com o aspecto e o volume drenado.

Exemplo de anotação de enfermagem

(Data e hora) Realizada a troca do selo d'água do dreno de tórax. Apresentou débito total de 500 ml hemático nas 24 horas. Colocado 500 ml de selo d'água. Procedimento realizado sem intercorrência. Mantém oscilação do débito na extensão do dreno e não apresenta borbulhamento. (assinatura e carimbo)

Cuidados de enfermagem com dreno de tórax

- Não elevar o dreno acima da altura do tórax sem fechar o sistema.
- Desprezar o débito a cada 24 horas, trocando o selo d'água.
- Realizar controle do débito a cada 6 horas, anotando na fita lateral do recipiente e no prontuário (volume e aspecto).
- Observar a oscilação do débito na extensão do dreno.
- Sempre fechar o sistema antes de abrir o recipiente.
- Manter o sistema estéril.
- Trocar o curativo da inserção do dreno a cada 24 horas ou quando necessário.
- Manter dreno sempre fixado.

Dispositivos endotraqueais

Os dispositivos endotraqueais são utilizados para manter as vias aéreas pérvias quando há alguma alteração clínica na qual o paciente não consegue manter a respiração espontânea, como nos casos de anestesia geral, traumas, lesões no sistema nervoso central, entre outras, associado ou não à ventilação mecânica. Os dispositivos mais comuns são tubo endotraqueal e traqueostomia.

QUADRO 4. CARACTERÍSTICAS DO TUBO ENDOTRAQUEAL E DA TRAQUEOSTOMIA

Dispositivo traqueal	Indicações	Tempo de duração	Técnica de inserção	Ventilação mecânica
Tubo endotraqueal	• Insuficiência respiratória. • Parada cardiorrespiratória. • Rebaixamento do nível de consciência (anestesia, trauma).	Até 14 dias.	Passagem do tubo via oral (orotraqueal) ou nasal (nasotraqueal).	Necessariamente precisa ser acoplado à ventilação mecânica.
Traqueostomia	• Obstrução de vias aéreas superiores. • Intubação oro/nasotraqueal prolongada. • Profiláticas (cirurgias de cabeça e pescoço). • Doenças degenerativas ou neurológicas centrais (Síndrome de Guillain-Barré, poliomiosite, miastenia grave). • Neoplasia (tumor de laringe, tonsilas, faringe ou traqueia).	Temporária ou definitiva.	Percutânea ou cirúrgica.	Conforme a condição clínica, pode ou não estar associada à ventilação mecânica.

Fonte: Potter; Perry (2013).

A instalação de via aérea artificial (tubo endotraqueal ou traqueostomia) aumenta o risco do paciente desenvolver infecções pulmonares, como pneumonia. Para prevenir essas infecções, é preciso utilizar medidas básicas, como aspirar vias aéreas (consultar capítulo 15) quando necessário, manipular o sistema com técnica asséptica, realizar higiene oral no mínimo a cada 6 horas e manter a cabeceira do leito elevada no mínimo a 30°.

Curativos de lesões, feridas e estomas 14

Pele

A pele é a primeira barreira de proteção do corpo humano. É composta por duas camadas: epiderme e derme. A epiderme é a camada externa, possui células que produzem melanina, sendo responsável pela pigmentação da pele. A derme é a camada intermediária, com grande quantidade de vasos sanguíneos e terminações nervosas, além dos folículos pilosos, nervos sensitivos, glândulas sebáceas e glândulas sudoríparas. A hipoderme é a camada encontrada abaixo da derme, formada por células adiposas e auxilia na manutenção da temperatura corporal e reserva de energia.

As principais funções da pele são: proteção contra traumatismos, regulação da temperatura corporal, manutenção do equilíbrio hidroeletrolítico, percepção sensorial e síntese de vitamina D.

Feridas

Feridas são caracterizadas pela descontinuidade da pele, causadas por trauma mecânico, físico, químico ou patológico. São classificadas quanto à causa, conteúdo microbiano, tipo de cicatrização e processo de cicatrização.

CLASSIFICAÇÃO DOS TIPOS DE FERIDAS

Quanto à causa

- Ferida cirúrgica: provocada intencionalmente por um procedimento cirúrgico diagnóstico ou terapêutico.
- Ferida traumática: provocada por acidente mecânico, químico ou físico.

- Ferida ulcerativa: provocada por processos patológicos ou traumas que resultem em lesão com exposição dos tecidos.

Quanto ao conteúdo microbiano

- Limpa: não há presença de infecção. É realizada cirurgicamente em locais estéreis ou passíveis de descontaminação.
- Limpa contaminada: não há presença de infecção e o tempo entre o trauma e o atendimento é inferior a 6 horas.
- Contaminada: não há presença de infecção e o tempo entre o trauma e o atendimento é superior a 6 horas.
- Infectada: presença de infecção no leito da ferida, que pode ocasionar infecção generalizada.

Quanto ao tipo de cicatrização

- Cicatrização por primeira intenção: aproximação cirúrgica das bordas da lesão por sutura, grampos ou adesivos de uma ferida limpa.
- Cicatrização por segunda intenção: fechamento da lesão aberta sem aproximação cirúrgica das bordas da lesão, em lesão contaminada ou não.
- Cicatrização por terceira intenção: a ferida é deixada aberta para o tratamento da infecção e posteriormente as bordas são aproximadas cirurgicamente.

Quanto ao processo de cicatrização

- Aguda: o processo de cicatrização ocorre em até 14 dias depois do aparecimento da lesão.
- Crônica: o processo de cicatrização é superior a seis semanas do aparecimento da lesão.

Cicatrização

Quando a pele sofre uma lesão, imediatamente inicia-se o processo de cicatrização, dividido em três fases: inflamatória, proliferativa e de remodelação.

▶ **Fase inflamatória:** tem início imediatamente após a lesão, quando se liberam substâncias vasoconstritoras para proporcionar a homeostasia do local, por meio da aderência de plaquetas, colágeno e trombina no local lesionado. Após essa primeira etapa, a resposta inflamatória provoca hiperemia, calor e edema no local da lesão, em virtude da dilatação dos vasos. Os leucócitos, neutrófilos e macrófagos chegam ao local da lesão e protegem a pele contra infecções.
▶ **Fase proliferativa:** inicia-se após a fase inflamatória. A angiogênese é estimulada e os fibroblastos, células endoteliais e epiteliais iniciam o processo de fechamento da lesão.
▶ **Fase de remodelação:** envolve a atuação dos fibroblastos, produzindo colágeno e fechando a lesão.

O processo de cicatrização pode sofrer interferências de alguns fatores, como: vascularização da ferida, tratamento da ferida, agentes tópicos inadequados, exsudato, pressão contínua no local lesionado, idade, presença de edema no local, infecção, nutrição, presença de comorbidades (diabetes), uso de medicamentos, estado imunológico, tabagismo e alcoolismo.

Lesão por pressão

Segundo a *National Pressure Ulcer Advisory Panel* (NPUAP), a lesão por pressão (LPP) é definida da seguinte forma:

> "Lesão por pressão é um dano localizado na pele e/ou tecidos moles subjacentes, geralmente sobre uma proeminência óssea ou relacionada ao uso de dispositivo médico ou a outro artefato. A lesão pode se apresentar em pele íntegra ou como úlcera aberta e pode ser dolorosa. A lesão ocorre como resultado da pressão intensa e/ou prolongada em combinação com o cisalhamento. A tolerância do tecido mole à pressão e ao cisalhamento pode também ser afetada pelo microclima, nutrição, perfusão, comorbidades e pela sua condição." (Sobest; Sobende, 2016)

A LPP é classificada de acordo com os estágios 1, 2, 3, 4, variando o grau de acometimento da região da pele e suas estruturas subjacentes, e como não classificável, tissular profunda, relacionada a dispositivo médico e membranas mucosas.

QUADRO 1. CLASSIFICAÇÃO DAS LESÕES POR PRESSÃO

Classificação	Definição
Lesão por pressão – estágio 1	Pele íntegra, com presença de eritema que não embranquece a pressão. Não inclui mudança de coloração de pele para púrpura ou castanha.
Lesão por pressão – estágio 2	Perda da pele em sua espessura parcial, com exposição da derme. Pode apresentar sinais, como bolha intacta ou rompida. Tecido adiposo e tecidos profundos não são visíveis. Não deve ser utilizada para descrever dermatite associada à incontinência (DAI), lesões traumáticas (por fricção, queimaduras) ou relacionadas a dispositivos médicos.
Lesão por pressão – estágio 3	Perda da pele em sua espessura total, com exposição do tecido subcutâneo. Podem ocorrer descolamento e túneis. Não há exposição de fáscia, músculo, tendão, ligamento, cartilagem ou osso.
Lesão por pressão – estágio 4	Perda da pele em sua espessura total, com exposição de fáscia, músculo, tendão, ligamento, cartilagem e/ou osso. Descolamento e túneis ocorrem frequentemente.
Lesão por pressão não classificável	Perda da pele em sua espessura total, porém não é possível confirmar o acometimento da lesão por estar coberta por esfacelo ou tecido necrótico. Ao ser removido, será possível classificar em estágio 3 ou 4.
Lesão por pressão tissular profunda	Pele intacta ou não, com descoloração vermelha escura, marrom ou púrpura que não embranquece.
Definições adicionais	
Lesão por pressão relacionada a dispositivo médico	Resulta do uso de dispositivo médico e geralmente apresenta a forma do dispositivo na lesão de pele. Deve ser classificada como a lesão por pressão.
Lesão por pressão em membranas mucosas	Evidenciado o uso de dispositivo médico no local do dano. Não pode ser classificada em razão da anatomia do tecido.

Fonte: Sobest; Sobende (2016).

A prevenção do desenvolvimento de lesão por pressão deve se iniciar na admissão do paciente. A enfermeira deve avaliar os riscos do paciente em desenvolver lesão por pressão com instrumentos específicos, como a aplicação da escala de Braden, e realizar a sistematização da assistência de enfermagem com a prescrição dos cuidados voltados a essa prevenção.

As principais medidas de proteção incluem a utilização de materiais para a proteção da pele e cuidados com a movimentação e posicionamento do paciente no leito, como:
- usar colchão piramidal ou pneumático;
- usar protetores de calcâneos, tornozelos e cotovelos;
- manter a hidratação e limpeza da pele;
- realizar a mudança de decúbito a cada 2 horas;
- manter a cabeceira elevada a 30°;
- evitar fricção da pele ao movimentar o paciente no leito. Não arrastar o paciente;
- deixar as roupas de cama bem esticadas, evitando dobras;
- avaliar diariamente as condições da pele (enfermeiro).

Tipos de coberturas (curativos)

Os materiais ou substâncias (produtos) utilizados nas feridas são chamados de coberturas e têm como objetivo proteger a lesão e favorecer o processo de cicatrização. A escolha de qual cobertura utilizar dependerá do tipo de lesão a ser tratada, sendo necessário avaliar tamanho, profundidade, localização, características do leito da lesão, presença de exsudato, túneis, descolamentos, condições das bordas da lesão e biocarga bacteriana. O enfermeiro deve avaliar todos esses aspectos para prescrever o melhor tratamento para a lesão.

As coberturas podem ser classificadas de acordo as propriedades dos materiais utilizados:
- **passivas:** protegem e ocluem as feridas;
- **interativas:** mantêm o leito da ferida úmido para facilitar a cicatrização;
- **bioativas:** estimulam a cicatrização, com o uso de produtos e substâncias.

As coberturas também podem ser classificadas de acordo com o contato com o leito da ferida:

- **primárias:** estão em contato direto com o leito da ferida;
- **secundárias:** são colocadas sobre a cobertura primeira, não estando em contato direto com a ferida.

QUADRO 2. PRINCIPAIS COBERTURAS UTILIZADAS: VANTAGENS E DESVANTAGENS

Coberturas	Vantagens	Desvantagens
Gaze	Baixo custo; absorve o exsudato; pode ser combinada com outras coberturas.	Precisa ser mantida úmida para não lesionar o leito da ferida; pode ocasionar compressão no leito da ferida quando utilizada em grande quantidade; necessita de mais trocas diárias.
Película transparente	Permite a visualização da lesão; semipermeável, permite a troca de vapor e de gases; é mais utilizada como cobertura secundária para fixar a primária no leito da ferida.	Não absorve exsudato; contraindicada em lesões infectadas; necessidade de cuidados para ser retirada, a fim de não lesionar a pele.
Placa de hidrocoloide	Impermeável, previne infecções secundárias; mantém a umidade no tecido; não requer curativo secundário; pode ser cortada para ajuste no local de aplicação; aumenta a taxa de angiogênese, fibrinólise e epitelização.	Não são transparentes, impedindo a visualização da ferida; não deve ser utilizada em feridas com grande quantidade de exsudato; não deve ser utilizada em feridas infectadas; custo elevado.
Placa de hidrogel	Hidratação do leito da ferida, auxiliando a cicatrização; facilita o desbridamento autolítico; não proporciona trauma no tecido durante a remoção da placa; pode ser utilizada em feridas infectadas.	Necessita de curativo secundário; pouca capacidade de absorção; demanda trocas frequentes; pode macerar a pele.

Coberturas	Vantagens	Desvantagens
Espuma de poliuretano	Absorve grande quantidade de exsudato; pode ser utilizada em feridas infectadas; protege a ferida (espuma); mantém o meio úmido favorecendo a cicatrização; fácil aplicação.	Não pode ser utilizada em feridas secas ou com pouco exsudato; pode macerar a pele se não for trocada no tempo certo; não permite recortes para adaptar o tamanho.
Alginato de cálcio	Utilizada em feridas infectadas e com grande quantidade de exsudato; tem ação hemostática em pequenos sangramentos.	Pode ocasionar ressecamento da lesão; necessita curativo secundário; remoção cuidadosa, se aderir ao leito da ferida, umidificar antes da remoção.
Carvão ativado com prata	Diminui a carga bacteriana; pode permanecer por até 7 dias; diminui odor e exsudato da lesão.	Necessita curativo secundário; não pode ser utilizado em feridas secas; o composto de prata pode ocasionar queimaduras no tecido quando aplicado sem indicação.

Fonte: Distrito Federal (2019).

Estoma

Estoma é a abertura que permite a comunicação do órgão interno com o meio externo, realizado cirurgicamente e pode ser temporário ou definitivo. É classificado em digestório (jejunostomia, gastrostomia, ileostomia e colostomia), urinário (ureterostomia, nefrostomia, vesicostomia, cistostomia e ureteroileostomia) e respiratório (traqueostomia).

QUADRO 3. DEFINIÇÃO DOS TIPOS DE ESTOMAS

Classificação	Estoma	Definição
Intestinais	Jejunostomia	Abertura da parede abdominal na região do jejuno (intestino delgado), com o objetivo de introduzir um cateter para a administração de nutrição enteral e medicamentos.
	Gastrostomia	Abertura da parede abdominal na região do estômago, com o objetivo de introduzir um cateter para a administração de nutrição enteral e medicamentos.
	Ileostomia	Exteriorização de uma porção do intestino delgado (íleo) por meio de uma abertura da parede abdominal para a eliminação de fezes.
	Colostomia	Exteriorização de uma porção do intestino grosso (cólon) por meio de uma abertura da parede abdominal para a eliminação de fezes.
Urinários	Cistostomia	Abertura na região suprapúbica (bexiga urinária) para a introdução de um cateter e drenagem de urina.
	Nefrostomia	Abertura da parede torácica posterior na região do rim para a introdução de um cateter e drenagem de urina.
	Vesicostomia	Abertura na região suprapúbica (bexiga urinária) para a drenagem de urina.
	Ureteroileostomia	Implantação dos ureteres no intestino delgado (íleo) e exteriorização dessa porção do intestino pela parede abdominal para a eliminação de fezes e urina.
	Ureterostomia	Exteriorização de uma porção do ureter pela parede abdominal para a eliminação de urina.

Classificação	Estoma	Definição
Respiratório	Traqueostomia	Abertura confeccionada cirurgicamente na traqueia e inserção de cânula para favorecer a respiração.

Fonte: Potter; Perry (2013).

A equipe de enfermagem presta cuidados diretos aos pacientes com estomas, realizando a limpeza da pele ao redor do estoma e do próprio estoma, a troca de bolsa coletora, a limpeza dos dispositivos (cateteres) introduzidos nos estomas, a mensuração do débito drenado (urina ou fezes) e o controle de soluções infundidas (nutrição enteral, água e medicamentos).

As complicações que podem acontecer com os estomas são: tração acidental do cateter do estoma, necrose, retração, edema, dermatite na pele ao redor do estoma, estenose, sangramentos e prolapso, entre outras. Para evitar complicações, a enfermeira deve avaliar diariamente as características do estoma, como coloração, funcionamento e pele ao redor do estoma, prescrevendo os cuidados de enfermagem pertinentes a cada paciente.

O estoma pode ser definitivo ou temporário, cabendo à equipe de enfermagem orientar e habilitar o paciente e familiares sobre os cuidados com o estoma, ensinando as técnicas de manuseio, higiene e detecção de possíveis complicações.

O Sistema Único de Saúde (SUS) possui atendimento especializado para pessoas portadoras de estomas, a portaria nº 400, de 16 de novembro de 2009, do Ministério da Saúde dita a implantação de Serviços de Atenção à Saúde das Pessoas Estomizadas em todo o território brasileiro (BRASIL, 2009) e o decreto nº 5.296, de 2 de dezembro de 2004, considera a pessoa estomizada como portadora de deficiência física e dá o direto de atendimento prioritário em filas, isenção de algumas taxas de impostos, aquisição de materiais para o cuidado com o estoma pelo SUS, entre outros benefícios (BRASIL, 2004). Porém, a grande maioria da população desconhece a existência desse serviço, cabendo à enfermagem e à assistência social orientar esses pacientes e familiares e direcioná-los às unidades de referência.

Procedimentos

CURATIVO DE FERIDA OPERATÓRIA

Material
- EPIs: luvas de procedimento, avental, máscara e óculos.
- Kit de pinças estéreis e campo estéril (pinça kelly, anatômica e dente de rato).
- Gaze estéril.
- Soro fisiológico 0,9%.
- Saco plástico para descarte dos materiais contaminados.
- Fita adesiva (micropore).
- Tesoura.

Técnica
- Reunir todo o material.
- Conferir a identificação do paciente, como nome completo e data de nascimento.
- Explicar o procedimento para o paciente e familiares.
- Higienizar as mãos.
- Posicionar o paciente, permitindo uma boa visualização do curativo.
- Colocar os EPIs (avental, máscara e óculos de proteção).
- Higienizar a mesa auxiliar com álcool 70%.
- Higienizar as mãos e preparar o material estéril.
- Abrir o campo estéril na mesa auxiliar.
- Abrir a embalagem das pinças estéreis e posicioná-las no campo com os cabos na lateral do campo.
- Abrir o pacote de gaze estéril e colocá-lo no campo.
- Cortar as fitas de micropore para a oclusão do novo curativo e deixá-las na lateral da mesa.
- Higienizar as mãos e colocar as luvas de procedimento.
- Remover o curativo anterior com o auxílio da pinça dente de rato – se necessário, umedecer a gaze com soro fisiológico.
- Se houver exsudato na gaze, observar as características e quantidade.
- Descartar o curativo no saco de lixo e posicionar a pinça dente de rato na lateral do campo.
- Observar a incisão cirúrgica: integridade dos pontos, presença de sinais flogísticos, presença de exsudato.

- Caso as luvas de procedimento tenham entrado em contato com o curativo anterior, removê-las, higienizar as mãos e colocar um novo par de luvas.
- Abrir a ampola de soro fisiológico 0,9% com técnica asséptica.
- Utilizar a pinça Kelly e anatômica para dobrar a gaze e prendê-la na pinça Kelly.
- Umidificar a gaze com soro fisiológico 0,9% e limpar a incisão cirúrgica de dentro para fora, ou seja, do menos contaminado para o mais contaminado.
- Desprezar a gaze após utilizar os quatro lados.
- Repetir o procedimento quantas vezes for necessário.
- Descartar as gazes no saco de lixo.
- Secar levemente a pele ao redor da incisão.
- Cobrir a incisão com gazes dobradas ao meio e fixar com a fita micropore.
- Deixar o paciente confortável.
- Arrumar o ambiente, desprezar o lixo corretamente e encaminhar as pinças para o expurgo.
- Retirar as luvas e higienizar as mãos.
- Realizar a anotação de enfermagem.

Exemplo de anotação de enfermagem:
(Data e hora) Realizado o curativo na ferida operatória na região abdominal, mantém pontos íntegros, sem sinais flogísticos ou presença de exsudato. Realizada limpeza com soro fisiológico 0,9% e ocluído com gaze e micropore. (assinatura e carimbo)

RETIRADA DE PONTOS

Material
- EPIs: luvas de procedimento e avental.
- Kit de pinças estéreis e campo estéril (pinça Kelly, anatômica, dente de rato e tesoura, ou bisturi).
- Gaze estéril.
- Soro fisiológico 0,9%.
- Saco plástico para descarte dos materiais contaminados.

Técnica
- Reunir todo o material.
- Conferir a identificação do paciente, como nome completo e data de nascimento.
- Explicar o procedimento para o paciente e familiares.
- Higienizar as mãos.
- Posicionar o paciente, permitindo uma boa visualização do curativo.
- Colocar o EPI (avental).
- Higienizar a mesa auxiliar com álcool 70%.
- Higienizar as mãos e preparar o material estéril.
- Abrir o campo estéril na mesa auxiliar.
- Abrir a embalagem das pinças estéreis e posicioná-las no campo com os cabos na lateral do campo.
- Abrir o pacote de gaze estéril e colocá-lo no campo.
- Higienizar as mãos e colocar as luvas de procedimento.
- Se a ferida operatória estiver ocluída com curativo, remover o curativo anterior com o auxílio da pinça dente de rato.
- Descartar o curativo no saco de lixo e posicionar a pinça dente de rato na lateral do campo.
- Caso as luvas de procedimento tenham entrado em contato com o curativo anterior, removê-las, higienizar as mãos e colocar novo par de luvas.
- Abrir a ampola de soro fisiológico 0,9% com técnica asséptica.
- Utilizar a pinça Kelly e anatômica para dobrar a gaze e prendê-la na pinça Kelly.
- Umidificar a gaze com soro fisiológico 0,9% e limpar a incisão cirúrgica de dentro para fora, ou seja, do menos contaminado para o mais contaminado.
- Desprezar a gaze após utilizar os quatro lados.
- Repetir o procedimento quantas vezes forem necessárias.
- Descartar as gazes no saco de lixo.
- Cortar os pontos com o auxílio da pinça Kelly e tesoura ou lâmina de bisturi, até que todos sejam removidos.
- Umidificar a gaze com soro fisiológico 0,9% e limpar a incisão cirúrgica de dentro para fora, ou seja, do menos contaminado para o mais contaminado.

- Deixar o paciente confortável.
- Arrumar o ambiente, desprezar o lixo corretamente e encaminhar as pinças para o expurgo.
- Retirar as luvas e higienizar as mãos.
- Realizar a anotação de enfermagem.

Exemplo de anotação de enfermagem:

(Data e hora) Retirados os pontos da ferida operatória na região abdominal, conforme prescrição médica. Não apresenta sinais flogísticos ou sinais de deiscência. Realizada limpeza com soro fisiológico 0,9%. (assinatura e carimbo)

Cuidados de enfermagem em oxigenoterapia
15

No ar ambiente, o oxigênio, gás essencial para manter a vida das pessoas, tem concentração de aproximadamente 21%. Existem condições clínicas nas quais os pacientes precisam de suplementação de oxigênio, fornecendo concentrações maiores do que a disponível no meio ambiente, classificada como oxigenoterapia.

A oxigenoterapia deve ser prescrita pela equipe médica para que as demais equipes multiprofissionais, de enfermagem e de fisioterapia, instalem equipamentos com suplementação de oxigênio. O objetivo principal dessa terapia é prevenir ou reduzir a hipóxia tecidual e hipoxemia.

O sangue é responsável por transportar o oxigênio para todo o corpo, por meio da ligação das moléculas de oxigênio com as hemoglobinas. Logo, o sistema cardíaco e o respiratório, pelos métodos de perfusão, ventilação e difusão, fornecem oxigênio para a circulação sanguínea, que, por sua vez, será distribuído para as células e tecidos do corpo. Fisiologicamente, esse processo inicia-se com a inspiração de oxigênio, através do ar, pelas narinas, que passam por todo o trato respiratório superior e inferior até chegar aos alvéolos, onde acontece a troca gasosa de dióxido de carbono e oxigênio, chamada de hematose. A regulação da respiração também ocorre pelos reguladores neurais e químicos, controlando frequência, profundidade e ritmo respiratório.

Existem fatores que alteram a oxigenação e o funcionamento respiratório, como: anemia, hipoventilação, hiperventilação, hipóxia, cardiopatias, alterações no sistema nervoso central, doenças neuromusculares, entre outras. Assim, pacientes com dificuldade respiratória podem ser submetidos à oxigenoterapia, sendo que cada disposição possui indicações e limites de concentração de oxigênio diferentes – consulte a tabela 1 para saber mais detalhes.

A oxigenoterapia pode ser fornecida por dispositivos, como: cateter nasal ou máscaras faciais. O oxigênio é inodoro, incolor e irritante para

as mucosas e, dependendo da concentração de oxigênio fornecido, é necessário associar um sistema de umidificação para evitar complicações no trato respiratório. Para fornecer essa terapia, são necessários os seguintes equipamentos:
- rede de oxigênio ou cilindro de oxigênio;
- fluxômetro: determina em litros por minutos a quantidade de oxigênio fornecido;
- extensores: possibilita maior movimentação do paciente no leito ou fora dele;
- sistema de umidificação: evita ressecamento da via respiratória;
- dispositivo de suplementação de oxigênio adequado.

TABELA 1. DISPOSITIVOS PARA INSTALAÇÃO DE OXIGENOTERAPIA

Dispositivos	Fornecimento de oxigênio	Concentração	Vantagens	Desvantagens
Cateter nasal tipo óculos	1 L/min 2 L/min 3 L/min 4 L/min 5 L/min 6 L/min	24% 28% 32% 36% 40% 44%	Simples e seguro; permite alimentação e fala; é descartável.	Não pode ser usado se houver obstrução nasal; pode causar ressecamento de mucosa: se >4 L/min deve ser umidificada; desloca-se facilmente; o padrão respiratório afeta a FiO_2.
Máscara facial simples	5 – 6 L/min 6 – 7 L/min 7 – 8 L/min > 8 L/min	40% 50% 60% 60%	Permite melhor umidificação do ar; evita a reciclagem do ar exalado.	A FiO_2 é de difícil determinação, o ar ambiente entra pelas laterais da máscara; área de pressão e de risco de lesão em longo prazo; dificulta a fala e a alimentação.

Dispositivos	Fornecimento de oxigênio	Concentração	Vantagens	Desvantagens
Máscara facial com reservatório com reinalador parcial	6 – 10 L/min	40% – 70%	O fluxo de oxigênio deve manter a bolsa cheia no mínimo de 1/3 a 1/2 de sua capacidade.	Área de pressão e risco de lesão em longo prazo; dificulta a fala e a alimentação; deve se verificar com frequência se a bolsa permanece inflada no volume correto.
Máscara facial com reservatório com reinalador	10 L/min	60% – 80%	Possui válvula entre a máscara e a bolsa que impede que o ar exalado retorne ao saco.	Área de pressão e risco de lesão no longo prazo; dificulta a fala e a alimentação; deve se verificar com frequência se a bolsa permanece inflada no volume correto.
Máscara de Venturi	4 L/min 8 L/min 12 L/min	24% – 28% 35% – 40% 50% – 60%	Controla a concentração de oxigênio; não resseca mucosas; libera umidade junto ao fluxo de oxigênio.	Área de pressão e risco de lesão em longo prazo; dificulta a fala e a alimentação.

Dispositivos	Fornecimento de oxigênio	Concentração	Vantagens	Desvantagens
Nebulização	5 – 15 L/min	Até 60%	Umidificação das mucosas.	O circuito todo tem de ser trocado a cada 24 horas; dificulta a expectoração; área de pressão e risco de lesão em longo prazo; dificulta a fala e a alimentação.
Inalação	Pode ser feita em ar comprimido ou oxigênio.	Variável.	Permite administrar medicação; umidifica a mucosa; facilita a expectoração de muco	Dificulta a fala e a alimentação; entrada de ar ambiente pelos lados da máscara.

Fonte: Potter; Perry (2013).

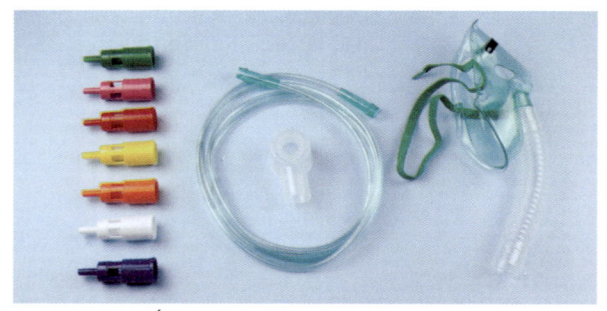

FIGURA 1 – MÁSCARA DE VENTURI.

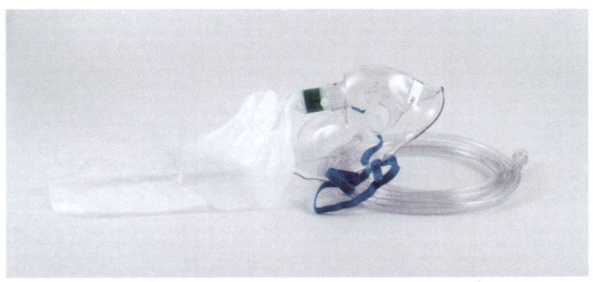

FIGURA 2 – MÁSCARA FACIAL COM RESERVATÓRIO.

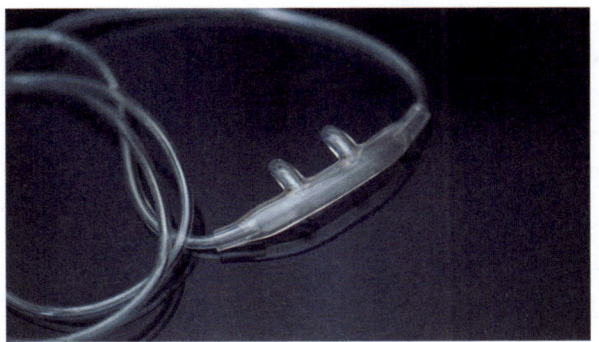

FIGURA 3 – CATETER DE OXIGÊNIO TIPO ÓCULOS.

Além dos dispositivos para fornecimento de oxigênio citados na tabela 1, há diferentes modos de terapias que utilizam pressão positiva e suplementação de oxigênio, conhecidas como ventilação não invasiva, incluindo a pressão positiva contínua nas vias respiratórias (CPAP) e pressão expiratória positiva de dois níveis (BIPAP). A ventilação não invasiva é utilizada para a prevenção do uso de via respiratória avançada, como intubação endotraqueal e traqueostomia.

A enfermeira realiza a prescrição de enfermagem diariamente para subsidiar os cuidados de enfermagem prestados pela equipe. Entre os cuidados específicos ao atendimento de pacientes com oxigenoterapia, incluem-se: verificação de saturação de oxigênio (ideal acima de 95%), cuidados com ressecamento de mucosa da via respiratória e observação do padrão respiratório.

Procedimentos

INSTALAÇÃO DE CATETER NASAL TIPO ÓCULOS

Material
- EPI: luvas de procedimento.
- Cateter nasal.
- Extensor.
- Fonte de oxigênio e fluxômetro.
- Material para higiene das narinas, se necessário: gaze e soro fisiológico 0,9%.
- Umidificador e água destilada, a depender do fluxo de oxigênio instalado (acima de 4L/min).

Técnica
- Separar todo o material necessário.
- Explicar o procedimento ao paciente e familiares.
- Conferir a identificação do paciente, como nome completo e data de nascimento.
- Instalar o fluxômetro na fonte de oxigênio e acoplar a extensão ao cateter.
- Higienizar as mãos e calçar as luvas de procedimento.
- Realizar a higiene das narinas, se necessário, com gaze e soro fisiológico 0,9%.
- Instalar o cateter de oxigênio tipo óculos nas narinas do paciente e ajustar o fluxo de oxigênio de acordo com a prescrição médica. Instalar a umidificação com água destilada até a marca de limite máximo do frasco, se for prescrito fluxo acima de 4L/min.
- Deixar o paciente confortável no leito, preferencialmente com decúbito semi-Fowler ou Fowler.
- Retirar as luvas e higienizar as mãos.
- Checar o procedimento na prescrição médica e realizar a anotação de enfermagem.

Exemplo de anotação de enfermagem:

(Data e hora) Realizada instalação de cateter de oxigênio tipo óculos a 2L/min, conforme prescrição médica. (assinatura e carimbo)

INSTALAÇÃO DE MÁSCARAS FACIAIS

Material
- EPI: luvas de procedimento.
- Máscara facial: nebulização, máscara simples, máscara com reservatório. Separar o dispositivo prescrito pelo médico.
- Extensor.
- Fonte de oxigênio e fluxômetro.
- Água destilada para nebulização.

Técnica
- Separar todo o material necessário.
- Explicar o procedimento ao paciente e familiares.
- Conferir a identificação do paciente, como nome completo e data de nascimento.
- Instalar o fluxômetro na fonte de oxigênio.
- Higienizar as mãos e calçar as luvas de procedimento.
- Instalar a máscara no rosto do paciente, cobrindo nariz e boca, e ajustar o fluxo de oxigênio de acordo com a prescrição médica. Instalar a umidificação com água destilada até a marca de limite máximo do frasco no caso de nebulização.
- Deixar o paciente confortável no leito, preferencialmente com decúbito semi-Fowler ou Fowler.
- Retirar as luvas e higienizar as mãos.
- Checar o procedimento na prescrição médica e realizar a anotação de enfermagem.

Exemplo de anotação de enfermagem:

(Data e hora) Instalada a máscara de Venturi a 10L/min, conforme prescrição médica. Orientados paciente e familiares sobre o procedimento. (assinatura e carimbo)

INALAÇÃO

Material
- EPI: luvas de procedimento.
- Máscara facial para inalação.

- Extensor.
- Copo de micronebulização.
- Fonte de oxigênio ou ar comprimido.
- Fluxômetro.
- Soro fisiológico e medicamento, conforme prescrição médica.

Técnica
- Separar todo o material necessário.
- Explicar o procedimento ao paciente.
- Conferir a identificação do paciente, como nome completo e data de nascimento.
- Instalar o fluxômetro na fonte de oxigênio ou ar comprimido, conforme prescrição médica.
- Preparar o copo micronebulizador com soro fisiológico 0,9% e medicamentos conforme prescrição médica.
- Acoplar o copo no externo e posteriormente no fluxômetro.
- Higienizar as mãos e calçar as luvas de procedimento.
- Instalar a máscara no rosto do paciente, cobrindo nariz e boca, e ajustar o fluxo de oxigênio ou ar comprimido de acordo com a prescrição médica. Certificar-se de que está ocorrendo a formação de névoa (indicação de bom funcionamento).
- Deixar o paciente confortável no leito, preferencialmente com decúbito semi-Fowler ou Fowler.
- Retirar as luvas e higienizar as mãos.
- Após o término da inalação, desligar o fluxômetro e armazenar os materiais da inalação em saco plástico. Seguir a rotina institucional de tempo de armazenamento e descarte.
- Checar o procedimento na prescrição médica e realizar a anotação de enfermagem.

Exemplo de anotação de enfermagem:

(Data e hora) Instalada a inalação com soro fisiológico 0,9% com oxigênio a 7L/min, conforme prescrição médica. Orientados paciente e familiares sobre o procedimento. (assinatura e carimbo)

ASPIRAÇÃO DE VIAS AÉREAS

A aspiração de vias aéreas é indicada para a remoção de secreções pulmonares que o paciente não consegue remover sozinho.

Material
- EPIs: óculos de proteção, máscara cirúrgica, avental de manga longa descartável.
- Luva estéril.
- Frasco de aspiração e sistema a vácuo.
- Sonda de aspiração.
- Gel lubrificante, exemplo: xilocaína.

Técnica
- Reunir todo o material.
- Explicar o procedimento para o paciente.
- Colocar os EPIs.
- Conectar a sonda de aspiração no frasco de aspiração que está conectada à rede de vácuo.
- Higienizar as mãos.
- Colocar a luva estéril.
- Segurar a sonda de aspiração com a mão dominante, permanecendo sempre estéril.
- Utilizar a mão não dominante para apoio em procedimentos, como: ajuste da extensão da sonda de aspiração e lubrificação da sonda, pois essa mão não estará estéril como a mão dominante.
- Lubrificar a sonda de aspiração com xilocaína gel (10 cm), apenas para a técnica de aspiração com introdução da sonda via nasal.
- Posicionar o paciente em decúbito Fowler, se possível.
- Retirar o dispositivo de oxigênio, como a máscara facial, com a mão não dominante, se o paciente estiver fazendo uso.
- Inserir o cateter pela narina rapidamente, e sem acionar o vácuo:
  - nasofaringe: aproximadamente 15 cm;
  - nasotraqueal: aproximadamente 20 cm.

- Acionar o vácuo para realizar a aspiração e começar a retirar a sonda lentamente. Estimule o paciente a realizar movimentos de tosse para facilitar a remoção de secreções.
- Realizar movimentos circulares com o auxílio do polegar e indicador da mão dominante.
- Não permanecer aspirando por mais de 15 segundos consecutivos.
- Retornar o dispositivo de oxigênio para o paciente, entre uma aspiração e outra.
- Monitorar a saturação.
- Repetir o procedimento, caso necessário.
- Após aspiração da nasofaringe ou nasotraqueal, aspirar a cavidade oral, se necessário.
- Desprezar os materiais.
- Higienizar as mãos.
- Realizar a anotação de enfermagem, destacando: aspecto, coloração e quantidade da secreção.

Observação: caso o paciente possua uma via aérea avançada (ex.: tubo orotraqueal ou traqueostomia), iniciar o procedimento pela aspiração da traqueal e posteriormente realizar a aspiração de nariz e cavidade oral – mantenha o princípio de iniciar sempre do mais limpo (traqueia – estéril) para o mais contaminado (cavidade oral).

Exemplo de anotação de enfermagem:

(Data e hora) Realizada a aspiração de vias aéreas pela narina com sonda de aspiração número 10, aspirada média quantidade de secreção traqueal amarelada e espessa. (assinatura e carimbo)

Nutrição enteral e parenteral: cuidados de enfermagem

16

A nutrição é um elemento essencial para o crescimento, desenvolvimento, reparo e manutenção dos tecidos, para o funcionamento adequado dos órgãos e do metabolismo celular. A alimentação também está relacionada a momentos de interação social, como: celebrações, eventos, cultura e religião, proporcionando felicidade e satisfação de modo simbólico.

A terapia nutricional tem como objetivos prevenir e tratar a desnutrição, melhorar a resposta imunológica e cicatricial, reduzir a mortalidade, reduzir o tempo de internação, prevenir as complicações de doenças infecciosas ou não infecciosas e modular as respostas orgânicas no tratamento clínico e cirúrgico dos pacientes.

A equipe multidisciplinar de terapia nutricional (EMTN) possui um papel importantíssimo frente à prevenção e tratamento de quadros de desnutrição, no qual a equipe médica é responsável por indicar e prescrever a terapia nutricional adequada. A nutricionista avalia o estado nutricional dos pacientes, o enfermeiro administra e prescreve os cuidados de enfermagem relacionados à terapia nutricional – enteral ou parenteral –, para que toda a equipe preste os cuidados de enfermagem segundo as recomendações de boas práticas de nutrição, e o farmacêutico é responsável por adquirir, armazenar e distribuir as nutrições enterais e parenterais industrializadas, e também preparar a solução parenteral, quando prescrita de forma individualizada.

A Agência Nacional de Vigilância Sanitária (Anvisa) regulamenta as boas práticas de terapia enteral pela resolução RDC nº 63, de 6 de julho de 2000, e o Ministério da Saúde regulamenta a nutrição parenteral pela Portaria nº 272/MS/SNVS, de 8 de abril de 1998, trazendo a obrigatoriedade da atuação da EMTN, e a resolução nº 453/2014 dispõe sobre a atuação da equipe de enfermagem em Terapia Nutricional.

A oferta de nutrientes pode ocorrer por via enteral ou parenteral, quando a ingestão via oral é insuficiente para manter as necessidades metabólicas e nutricionais.

Nutrição enteral

A nutrição enteral consiste na administração de nutrientes pelo trato gastrointestinal, com o auxílio de dispositivos como: sonda nasogástrica (SNG), sonda orogástrica (SOG), sonda nasoenteral (SNE) ou gastrostomia (GTM). Os dois dispositivos mais seguros para a administração de nutrição parenteral são a sonda nasoenteral (SNE), com indicação de terapia nutricional enteral inferior a 4 semanas, e a gastrostomia (GTM) ou jejunostomia, com indicação de terapia superior a 4 semanas.

É um método fisiológico de suporte nutricional, uma vez que o alimento está em contato com o trato gastrointestinal (TGI). Sendo assim, o TGI precisa estar funcionando adequadamente para fazer a digestão e metabolização dos nutrientes oferecidos pela dieta.

As indicações para nutrição enteral são:
- ingestão via oral insuficiente: dificuldade de deglutição (disfagia), depressão grave, anorexia;
- insuficiência respiratória: necessidade de intubação endotraqueal;
- distúrbios neurológicos e musculares: acidente vascular encefálico, demência, miopatias, doença de Parkinson;
- traumas graves;
- neoplasias: cabeça e pescoço, gastrointestinal superior.

A nutrição enteral administrada por SNE oferece menor risco de broncoaspiração quando comparada à infusão de dieta por SNG, em virtude de sua localização do TGI, na qual a SNE está localizada no duodeno ou jejuno e a SNG está localizada no estômago, o que aumenta o risco de refluxo gástrico.

A terapia nutricional enteral é administrada em ambientes hospitalares, ambulatoriais e domiciliares. É um procedimento com técnica limpa, sendo possível capacitar um cuidador ou familiar para manipular adequadamente o dispositivo e a infusão da dieta com segurança no ambiente domiciliar.

Apesar da nutrição enteral ser fisiológica, há riscos de complicações relacionadas aos dispositivos utilizados para a infusão da alimentação enteral, ao volume e ao tempo de infusão e à dificuldade de absorção

do conteúdo, entre outros. A seguir são descritas as principais complicações e suas possíveis causas:
- aspiração pulmonar: refluxo gástrico aumentado, retardo no esvaziamento gástrico, sonda deslocada (mal posicionada);
- diarreia: contaminação da dieta, má absorção, administração de medicamentos via enteral (antibióticos), velocidade de infusão incorreta;
- constipação: baixa concentração de fibras, pouca administração de água mineral, mobilidade reduzida;
- oclusão da sonda: administração incorreta de medicamentos e alimentos, falta de lavagem da sonda com água mineral após o uso;
- deslocamento da sonda: tração acidental, náuseas, vômitos;
- náuseas e vômitos: aumento da velocidade de infusão, intolerância a algum componente da fórmula;
- retardo no esvaziamento gástrico: doenças gastrointestinais;
- distensão abdominal e aumento do refluxo gastroesofágico;
- desequilíbrio eletrolítico;
- lesões nas mucosas que a sonda percorre (narina, esôfago, orofaringe);
- aumento do risco de infecção pulmonar e na cavidade oral;
- fístula esofagotraqueal.

A Resolução do Conselho Federal de Enfermagem (Cofen) nº 0619/2019 descreve as normas para atuação da equipe de enfermagem na sondagem oro/nasogástrica e nasoentérica, restringindo a inserção dessas sondas como privativa do enfermeiro, devido a complexidade e riscos do procedimento. Cabe à equipe de enfermagem prestar os cuidados de manutenção do dispositivo, executar a prescrição de enfermagem, comunicar o enfermeiro frente qualquer intercorrência e realizar os registros de enfermagem no prontuário do paciente.

Sonda nasogástrica (SNG)

A sonda nasogástrica é um dispositivo confeccionado com material flexível para permitir a navegação no trato gastrointestinal com um ou mais lúmens e possui orifícios na sua ponta distal para infusão ou drenagem de líquidos.

É introduzida a partir da cavidade nasal, tendo como destino a região gástrica (estômago). É indicada para a administração de medicamentos, alimentos e água, para a drenagem de conteúdo gástrico e lavagem gástrica após a intoxicação e coleta de conteúdo gástrico para exames. Vale ressaltar que o risco de broncoaspiração durante a infusão de dieta na SNG é maior do que quando administrado na SNE, portanto, é preferível administrar nutrição enteral por SNE.

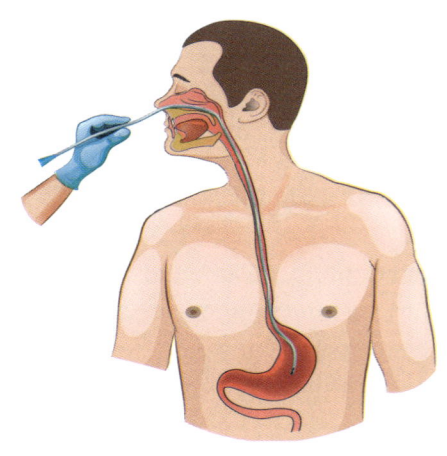

FIGURA 1 – SONDA NASOGÁSTRICA.

PROCEDIMENTOS

Inserção da sonda nasogástrica

Material
- EPIs: luvas de procedimento e óculos de proteção.
- Sonda nasogástrica – Levine.
- Estetoscópio.
- Gel lubrificante hidrossolúvel.
- Fita hipoalergênica para fixação e demarcação da sonda.
- Tesoura.
- Gaze.
- Seringa 20 ml com bico.
- Toalha de rosto.
- Frasco coletor para drenagem de conteúdo gástrico ou frasco de dieta com equipo.

*A administração de dieta será descrita mais adiante.

Técnica
- Separar o material necessário.
- Confirmar a prescrição médica.

- Conferir a identificação do paciente, como nome completo e data de nascimento.
- Explicar o procedimento para o paciente.
- Higienizar as mãos.
- Posicionar o paciente em decúbito Fowler.
- Colocar as luvas e os óculos de proteção.
- Colocar a tolha de rosto no tórax do paciente.
- Realizar a medida da sonda gástrica:
  - medir a distância da ponta do nariz ao lóbulo da orelha e posteriormente até o processo xifoide do esterno;
  - marcar com uma fita adesiva o local.
- Avaliar as narinas: procurar possíveis desvios de septo.
- Lubrificar a sonda gástrica com gel lubrificante hidrossolúvel.
- Iniciar a introdução da sonda pela narina (nasogástrica) ou pela cavidade oral (orogástrica).
- Orientar o paciente a flexionar a cabeça, posicionando o queixo em direção ao tórax.
- Orientar a realizar movimentos de deglutição.
- Observar sinais de desconforto respiratório e, se necessário, retire a sonda e inicie o procedimento novamente.
- Introduzir a sonda gástrica até a marcação realizada.
- Confirmar a localização da SNG:
  - administrar 20 ml de ar com a seringa e auscultar a região gástrica – é esperado auscultar o som de ar no estômago;
  - aspirar o resíduo gástrico com a seringa de 20 ml de bico.
- Fixar a sonda gástrica na narina com a fita para fixação nasal ou micropore hipoalergênico e realizar a fixação secundária na face lateral do rosto (bochecha), se necessário.
- Conectar ao frasco coletor, em caso de indicação de drenagem, e seguir a prescrição médica de jejum via oral.
- Quantificar o débito a cada 6 horas ou quando o recipiente atingir ¾ de sua capacidade total. Ou ainda: deixar a sonda fechada para finalização do procedimento e posteriormente instalar dieta enteral, conforme prescrição médica (procedimento descrito na p. 174).
- Deixar o paciente confortável.

- Descartar os materiais em locais apropriados.
- Retirar os EPIs.
- Higienizar as mãos.
- Checar a realização do procedimento na prescrição médica e realizar a anotação de enfermagem.
- Registrar o débito drenado com quantidade em mililitros e características do débito (aspecto, coloração e odor).

Exemplo de anotação de enfermagem:

(Data e hora) Realizada a passagem de sonda nasogástrica nº 14 conforme prescrição, em narina direita, sem intercorrências. Realizada a fixação em narina e face lateral à direita com fita micropore. Realizado o teste de confirmação do posicionamento da sonda com ausculta positiva e retorno de resíduo gástrico, instalado o frasco de drenagem. (assinatura e carimbo)

Sonda nasoenteral (SNE)

A sonda nasoenteral é um dispositivo confeccionado com material flexível para permitir a navegação no trato gastrointestinal com dois ou mais lúmens. Possui orifícios na sua ponta distal para a infusão de medicamentos, alimentos e água, além de sua ponta ser radiopaca, permitindo a confirmação de sua localização com o exame de radiografia de abdome.

É introduzida a partir da cavidade nasal, passando pelo esôfago, estômago e chegando até a porção inicial do intestino delgado (duodeno).

Quando comparada com a SNG, possui menor calibre e maior flexibilidade do cateter. A SNE possui fio-guia para auxiliar a inserção da sonda com maior segurança, vista a flexibilidade de seu material.

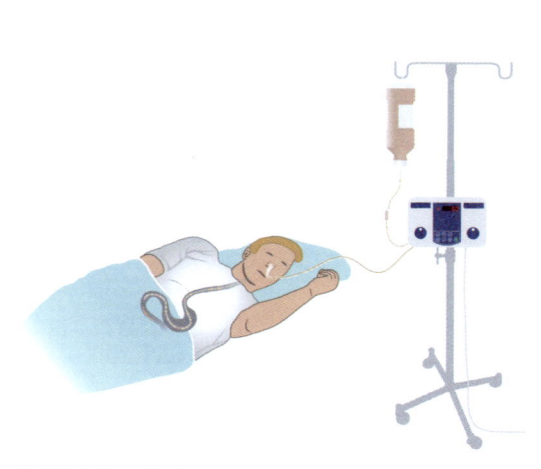

FIGURA 2 – SONDA NASOENTERAL.

PROCEDIMENTO

Inserção da sonda nasoenteral

Material
- EPIs: luvas de procedimento e óculos de proteção.
- Sonda nasoenteral (Duboff).
- Estetoscópio.
- Gel lubrificante hidrossolúvel.
- Fita hipoalergênica para fixação e demarcação da sonda.
- Tesoura.
- Gaze.
- Seringa 20 ml com bico.
- Toalha de rosto.
- Frasco de dieta e hidratação, equipo para infusão das soluções.

Técnica
- Separar o material necessário.
- Confirmar a prescrição médica.
- Conferir a identificação do paciente, como nome completo e data de nascimento.
- Explicar o procedimento para o paciente.
- Higienizar as mãos.
- Posicionar o paciente em decúbito Fowler.
- Colocar as luvas e os óculos de proteção.
- Colocar a toalha de rosto no tórax do paciente.
- Realizar a medida da sonda gástrica:
  - medir a distância da ponta do nariz ao lóbulo da orelha e ao processo xifoide do esterno + 10 cm de comprimento;
  - marcar com uma fita adesiva.
- Avaliar as narinas: procurar possíveis desvios de septo.
- Lubrificar a sonda enteral com gel lubrificante hidrossolúvel.
- Iniciar a introdução da sonda pela narina (nasogástrica) ou pela cavidade oral (orogástrica).
- Orientar o paciente a flexionar a cabeça, posicionando o queixo em direção ao tórax.
- Orientar a realizar movimentos de deglutição.

- Observar sinais de desconforto respiratório e, se necessário, retire a sonda e inicie o procedimento novamente.
- Introduzir a sonda enteral até a marcação realizada.
- Confirmar a localização da SNE:
  - administrar 20 ml de ar com a seringa e auscultar a região gástrica – é esperado auscultar o som de ar no estômago;
  - aspirar o resíduo gástrico com a seringa de 20 ml de bico.
- Retirar o fio guia da sonda com cuidado.
- Fixar a sonda enteral na narina com a fita para fixação nasal ou micropore hipoalergênico e realizar fixação secundária na face lateral do rosto (bochecha), se necessário.
- Solicitar a radiografia de abdome simples para a confirmação do posicionamento da sonda.
- Após a liberação do uso da SNE, instalar a dieta enteral e hidratação, conforme prescrição médica.
- Deixar o paciente confortável.
- Descartar os materiais em locais apropriados.
- Retirar os EPIs.
- Higienizar as mãos.
- Checar a realização do procedimento na prescrição médica e realizar a anotação de enfermagem.

Exemplo de anotação de enfermagem:

(Data e hora) Realizada a passagem de sonda nasoenteral 12 french, conforme prescrição, em narina direita, sem intercorrências. Realizada a fixação em narina e face lateral à direita com fita micropore. Realizado o teste de confirmação do posicionamento da sonda com ausculta positiva e retorno de resíduo gástrico. Retirado o fio guia e deixada a sonda fechada, aguarda radiografia de abdome para confirmação do posicionamento. (assinatura e carimbo)

Administração de nutrição enteral

A administração de nutrição enteral pode ser realizada por meio dos dispositivos oro/nasogástrico ou oro/nasoenteral, como descrito anteriormente nos procedimentos, ou por dispositivos inseridos cirurgicamente, como a gastrostomia e a jejunostomia.

A gastrostomia consiste na abertura da parede abdominal para a introdução de uma sonda com dois ou mais lúmens diretamente no estômago para a administração de nutrição enteral, hidratação e medicamentos. É um procedimento realizado pela equipe médica no centro cirúrgico e os cuidados após a realização desse procedimento são prestados pela equipe de enfermagem. A jejunostomia difere-se da gastrostomia em virtude de sua localização no jejuno, e suas indicações são as mesmas. Além disso, existe o procedimento cirúrgico para a confecção da gastrojejunostomia, com a introdução da sonda no estômago, pela parede abdominal – sua porção final fica localizada no jejuno.

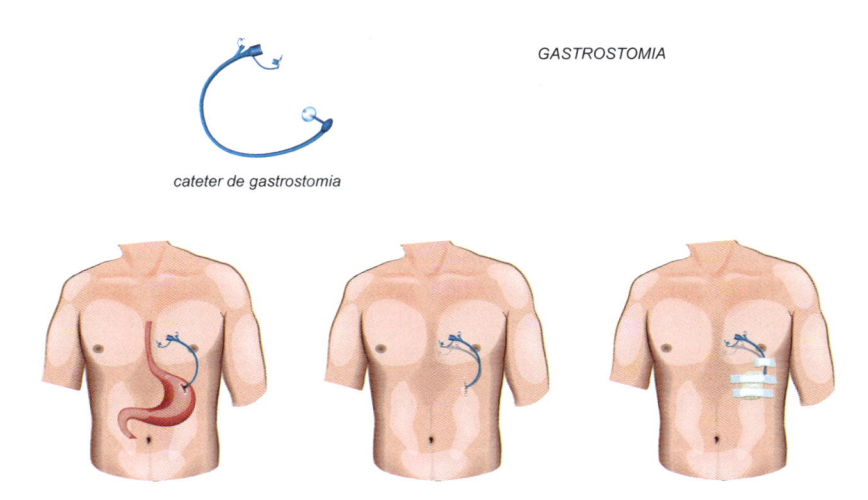

FIGURA 3 – GASTROSTOMIA.

PROCEDIMENTO

Administração de dieta por gastrostomia

Material
- EPI: luvas de procedimento.
- Frasco de dieta e água.
- Equipo para infusão da solução.
- Bomba de infusão, se prescrito pelo médico.
- Estetoscópio.
- Seringa descartável.

Técnica
- Conferir o rótulo do frasco de dieta enteral com a prescrição médica e validade. Deixá-lo em temperatura ambiente.
- Conferir a identificação do paciente, como nome completo e data de nascimento.
- Higienizar as mãos.
- Preparar o sistema de infusão, conectar o equipo de gotas ou de bomba de infusão no frasco de dieta e preencher com a solução da dieta, removendo o ar do sistema.
- Explicar o procedimento ao paciente.
- Posicionar o paciente em decúbito Fowler.
- Verificar o resíduo gástrico antes de administrar a dieta, aspirando o conteúdo gástrico com a seringa. Retornar o conteúdo drenado não ultrapassando 250 ml (seguir protocolo da instituição). Não administrar a dieta enteral se o retorno do resíduo gástrico for superior a 500 ml, e comunicar a equipe médica.
- Antes de abrir a tampa da extremidade da sonda ou remover algum dispositivo acoplado na sonda, sempre pince a sonda com as mãos, mantendo o sistema fechado até acoplar ou desacoplar a seringa ou outro dispositivo a ser utilizado.
- Administrar água mineral para limpeza da sonda.
- Instalar a dieta:
  - **dieta contínua:** dieta instalada com programação de infusão em 24 horas.

- verificar o posicionamento da sonda (descrito na técnica de inserção);
- verificar o volume de resíduo gástrico antes da instalação da dieta e a cada 6 horas;
- instalar o equipo na sonda e programar a bomba de infusão conforme prescrição médica;
- programar a infusão de água conforme prescrição médica e lavar a sonda com água a cada 6 horas com 30 ml de água, para evitar obstrução.
- **dieta intermitente:** dieta administrada em intervalos de tempo determinados pela equipe médica.
  - verificar o posicionamento da sonda (descrito na técnica de inserção);
  - verificar o volume de resíduo gástrico antes da instalação da dieta;
  - instalar o equipo ou seringa na extremidade da sonda;
  - controlar a velocidade de infusão conforme prescrição médica;
  - administrar água conforme prescrição médica após a dieta;
  - remover o equipo ou seringa da sonda e mantê-la fechada.
▶ Deixar o paciente confortável.
▶ Desprezar o material no lixo apropriado.
▶ Retirar as luvas.
▶ Higienizar as mãos.
▶ Checar a administração na prescrição médica e realizar a anotação de enfermagem.

Exemplo de anotação de enfermagem:

(Data e hora) Realizado o teste de aspiração do resíduo gástrico com retorno de 100 ml esverdeado, retornado débito pela SNE. Instalada dieta enteral em SNE conforme prescrição médica a 30 ml/h em bomba de infusão, mantém decúbito Fowler. (assinatura e carimbo)

Cuidados de enfermagem com a SNG, SNE, gastrostomia e jejunostomia

SNG (DRENAGEM)

- Manter o paciente em decúbito Fowler para prevenir complicações.
- Manter sempre a sonda conectada ao frasco de drenagem.
- Não elevar o frasco acima da altura do estômago sem fechar o sistema.
- Controlar a glicemia capilar conforme prescrição médica.
- Realizar higiene oral no mínimo a cada 6 horas.
- Trocar a fixação da sonda a cada 24 horas ou se aparentar sujidade.
- Observar sinais e sintomas do paciente, como: tosse, desconforto respiratório, náusea ou vômito, e comunicar o enfermeiro.

SNE (INFUSÃO DE DIETA E HIDRATAÇÃO)

- Controlar a velocidade de infusão conforme prescrição médica, utilizando bomba de infusão (ml/h) ou equipo macrogotas (gotas/min).
- Medir o volume do resíduo gástrico e seguir o protocolo institucional para retorno ou desprezo do conteúdo gástrico:
  - **dieta enteral contínua:** medir o resíduo gástrico a cada 6 horas;
  - **dieta enteral intermitente:** medir o resíduo gástrico antes de cada administração.
- Manter o paciente em decúbito Fowler para prevenir complicações.
- Trocar a bolsa da dieta enteral e equipo de infusão a cada 24 horas.
- Pausar a dieta para realizar o banho, mudança de decúbito ou outras movimentações.
- Não desconectar o sistema de infusão em dieta contínua.
- Administrar hidratação (água mineral) via sonda, conforme prescrição médica.
- Macerar os comprimidos para administrá-los. Utilizar medicamentos em solução, preferencialmente.
- Pausar a dieta antes de administrar medicamentos, lavar a sonda com administração 20 ml de água mineral antes de administrar os

medicamentos, administrar 10 ml de água mineral entre os medicamentos e administrar 20 ml de água mineral após a administração dos medicamentos. As quantidades de ml de água podem variar de acordo com os protocolos de cada instituição.
▶ Realizar higiene oral no mínimo a cada 6 horas.
▶ Trocar a fixação da sonda a cada 24 horas ou se aparentar sujidade.
▶ Pesar o paciente diariamente ou conforme orientação médica.
▶ Controlar a glicemia capilar conforme prescrição médica.
▶ Observar características das eliminações intestinais: diarreia ou constipação.
▶ Caso a alimentação por sonda seja exclusiva, orientar jejum via oral.

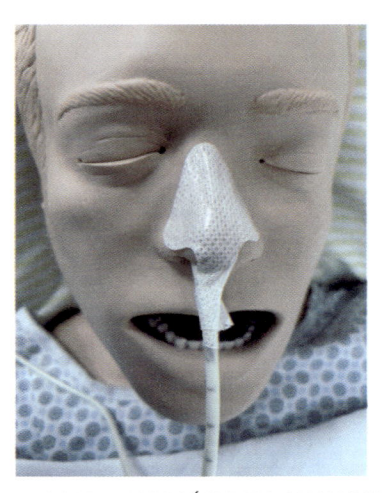

FIGURA 4 – FIXAÇÃO DE SONDA NASOGÁSTRICA OU NASOENTERAL.

GASTROSTOMIA E JEJUNOSTOMIA

Os cuidados de enfermagem para esses dois dispositivos são muito semelhantes aos cuidados com a SNE, acrescentando:
▶ realizar a limpeza do bóton da gastrostomia ou jejunostomia e da pele ao redor, diariamente, com água e sabão durante o banho;
▶ girar o bóton 360° diariamente, evitando aderência do dispositivo na mucosa;
▶ fixar a sonda na região torácica, sem tracionar o dispositivo.

Nutrição parenteral

A nutrição parenteral (NP) consiste na administração de nutrientes via intravenosa por meio de cateteres venosos, sendo esses centrais ou periféricos, de acordo com a osmolaridade da nutrição e tempo de terapia. A osmolaridade para via periférica deve ser inferior a 900 mOsml/L e tempo de terapia de até 2 semanas; a via central tolera valores e tempo de terapia superiores a estes.

A fórmula da NP é constituída de aminoácidos, carboidratos, lipídeos, eletrólitos, vitaminas e minerais, estéril. A concentração de cada elemento da fórmula será definida de acordo com a necessidade nutricional de cada paciente. A composição pode ser classificada em sistema glicídico binário ou "dois em um" – solução de aminoácido e glicose e sistema lipídico ternário ou "três em um" – solução de aminoácidos, glicose e lipídios. As soluções manipuladas (não industrializadas) são armazenadas na geladeira e precisam ser retiradas antes da administração, para serem infundidas em temperatura ambiente.

A instalação de nutrição via intravenosa não é um processo fisiológico para o organismo. Dependendo da condição clínica do paciente, será necessário utilizar essa terapia para aporte calórico e nutricional; entretanto, sua necessidade é avaliada diariamente, buscando retorno da nutrição para via enteral. As principais indicações para o uso da NP são:

▶ **trato gastrointestinal não funcionante:** cirurgias digestivas, sangramentos digestivos intensos, íleo paralítico, obstrução intestinal, traumas graves de abdome, cabeça e pescoço;
▶ **necessidade de repouso intestinal prolongado:** fístula enterocutânea, exacerbação de doença inflamatória intestinal, diarreia grave, pancreatite moderada e grave;
▶ **recém-nascidos:** prematuros de baixo peso, má-formação congênita do TGI.

As complicações relacionadas à nutrição parenteral incluem problemas com o cateter utilizado para administração e problemas metabólicos. Estas são as principais complicações e suas possíveis causas:

- desequilíbrio eletrolítico: concentrações dos elementos da Nutrição Parenteral (NP) inadequados, ocasionando deficiência ou toxicidade;
- hipoglicemia ou hiperglicemia: taxa de infusão elevada ou insuficiente, controle ineficiente da glicemia capilar;
- obstrução do cateter: manutenção e manipulação inadequada;
- pneumotórax: passagem incorreta do cateter venoso central;
- embolia gasosa: infusão de ar no sistema de administração da NP;
- infecções (sepse, bacteremias, infecções locais no cateter): contaminação da solução, não utilização de técnica asséptica para manuseio do sistema e cateter.

Administração de nutrição parenteral

A administração de NP requer monitorização rigorosa das condições nutricionais e clínicas, coleta de exames laboratoriais de rotina e cuidados com o cateter venoso. Deve-se manter técnica asséptica para manipulação no preparo das soluções (farmacêuticos) e para instalação da nutrição via intravenosa. A instalação é atividade privativa do enfermeiro e cuidados de enfermagem são realizados pelos técnicos de enfermagem, segundo a Resolução Cofen nº 277/2003.

Quando a via de acesso para infusão da nutrição parenteral for via periférica (osmolaridade menor que 900 mOsm/L), é de responsabilidade da enfermagem escolher o sítio de punção, sendo importante considerar o local de escolha do distal para o proximal do membro a ser puncionado, visto que, quando há necessidade de troca do acesso, terá menos prejuízo na rede venosa. O cateter deve ser trocado a cada 48 horas, para evitar flebite e infecções. Preferencialmente, deve-se puncionar o membro contralateral.

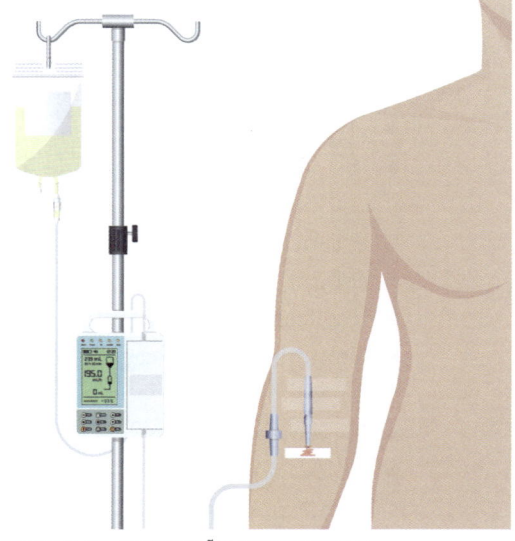

FIGURA 5 – NUTRIÇÃO PARENTERAL.

Quando a via de acesso para infusão da nutrição parenteral for a via de acesso central, as principais veias puncionadas serão a jugular, a subclávia, a femoral, a basílica ou a cefálica, sendo que essas duas últimas são utilizadas para a punção do cateter central de inserção periférica (PICC), podendo ser instalado pela equipe médica ou enfermeiro capacitado e habilitado. Todo cateter central estará localizado em veia cava superior ou inferior (consultar capítulo 13).

Os cateteres com mais de um lúmen, duplo ou triplo, são recomendados para pacientes com terapia nutricional parenteral, por permitir infusão concomitante de outras soluções parenterais. Vale ressaltar que a infusão de NP deve ser instalada em via exclusiva.

PROCEDIMENTOS

Instalação (ou administração) de nutrição parenteral

Material
- EPI: luvas de procedimento.
- Bolsa com a solução parenteral.
- Equipo para bomba de infusão, micro ou macrogotas.
- Bomba de infusão.

Técnica
- Retirar a bolsa de solução parenteral da geladeira duas horas antes da administração.
- Conferir a prescrição médica.
- Higienizar as mãos.
- Instalar o equipo na bolsa de solução com técnica asséptica, utilizar equipo de bomba de infusão, se prescrito pelo médico.
- Preencher o sistema com a solução parenteral, retirando o ar do equipo.
- Explicar o procedimento para o paciente e familiares.
- Conferir a identificação do paciente, como nome completo e data de nascimento.
- Higienizar as mãos.
- Colocar o EPI.
- Conferir a identificação do paciente.
- Testar a permeabilidade do cateter com soro fisiológico 0,9%.

- Instalar a nutrição parenteral em via exclusiva e velocidade de infusão conforme prescrição médica.
- Retirar o EPI.
- Higienizar as mãos.
- Checar a administração na prescrição médica e realizar a anotação de enfermagem.

Exemplo de anotação de enfermagem:

(Data e hora) Instalada a nutrição parenteral conforme prescrição médica no cateter venoso central, em veia jugular direita a 25ml/hora, em via exclusiva. (assinatura e carimbo)

Controle de glicemia capilar

É a coleta de uma gota de sangue capilar por meio de punção para a monitorização dos valores glicêmicos. É indicada para controle de hiperglicemia e hipoglicemia.

Material
- EPI: luvas de procedimento.
- Swab alcoólico para antissepsia da pele.
- Lanceta estéril ou agulha estéril (pequeno calibre).
- Tira teste (tira de reagente de glicose sanguínea).
- Aparelho de verificação de glicemia capilar.

Técnica
- Reunir o material.
- Explicar o procedimento para o paciente.
- Conferir a identificação do paciente, como nome completo e data de nascimento.
- Higienizar as mãos.
- Ligar o aparelho e montá-lo com a tira teste.
- Colocar as luvas de procedimento.
- Escolher o dedo a ser puncionado. Revezar o dedo da punção.
- Realizar a antissepsia do dedo e deixar o local secar totalmente.
- Puncionar o dedo com a lanceta na parte lateral.
- Aplicar a amostra de sangue na tira teste.

- Comprimir o local da punção.
- Desprezar a lanceta no lixo perfurocortante.
- Desprezar a tira teste no lixo infectante.
- Retirar as luvas.
- Higienizar as mãos.
- Realizar a leitura do resultado.
- Realizar a intervenção, se necessário e prescrito pelo médico.
- Checar a administração na prescrição médica e realizar a anotação de enfermagem.

Exemplo de anotação de enfermagem:

(Data e hora) Realizada a glicemia capilar: 89 mg/dl no dedo indicador direito. (assinatura e carimbo)

Cuidados de enfermagem na nutrição parenteral

- Instalar em bomba de infusão conforme prescrição médica, atividade exclusiva do enfermeiro.
- Instalar em via exclusiva.
- Monitorar sinais flogísticos no cateter venoso.
- Não interromper abruptamente o tratamento – caso seja necessário, instalar soro glicosado 10% na mesma velocidade de infusão da NP.
- Controlar glicemia capilar.
- Trocar os conectores e equipo a cada troca de bolsa (24 horas).
- Trocar punção venosa periférica a cada 48 horas.
- Manter o armazenamento da NP em geladeira +2 ºC a +8 ºC e protegido da luz – conferir a identificação do rótulo.
- Retirar o frasco na NP duas horas antes de administrar.
- Utilizar equipo apropriado, fotoprotetor. Manter a bolsa de NP protegida da luz com capa fotoprotetora.
- Pesar o paciente diariamente ou conforme prescrição médica.
- Realizar balanço hídrico, principalmente o controle de diurese.

Exames laboratoriais e de imagem: procedimento de coleta de exames, punção venosa, posicionamento, preparo e cuidados de enfermagem

Exames laboratoriais

Exames laboratoriais possibilitam a análise clínica do estado de saúde do paciente. Pode-se fazer coleta de sangue, fezes, urina ou secreções, entre outros materiais biológicos. A coleta de exames laboratoriais envolve conhecimentos e habilidades específicas. Após a prescrição médica, a equipe de enfermagem é responsável por esse procedimento, que se divide em três fases: pré-analítica, analítica e pós-analítica.

A fase pré-analítica abrange a indicação e prescrição do exame, preparo do paciente, procedimento para coleta, acondicionamento, preservação e transporte da amostra biológica. Os principais cuidados relacionados a essa fase são:
- tempo de jejum;
- horário da coleta;
- tempo de envio da amostra para análise;
- técnica de coleta: uso prolongado do garrote, volume da amostra, sequência de coleta dos frascos;

- erro de identificação da amostra.

Os exames laboratoriais mais solicitados são:
- sangue: hemograma, coagulograma, sorologias, gasometria, toxicológico, tipagem sanguínea, hemocultura, pesquisa de hormônios;
- fezes: parasitológico, coprocultura, pesquisa de sangue oculto;
- urina: urina tipo 1, urina de 24 horas, urocultura;
- secreções: líquor, secreção vaginal, secreções de feridas, escarro e traqueal.

Exames de sangue

O sangue é composto por plasma (55%) e elementos figurados (45%). O plasma, por sua vez, é constituído por aproximadamente 90% de água e 8% de proteínas (albumina, globulinas e fibrinogênio) e 2% de outros solutos. Os elementos figurados são compostos por eritrócitos, plaquetas e leucócitos (neutrófilos, linfócitos, monócitos, eosinófilos e basófilos).

As hemácias (eritrócitos) são as células vermelhas, responsáveis pelo carreamento do oxigênio pelas hemoglobinas. As plaquetas são fragmentos celulares que realizam a coagulação (hemostasia) e formam os tampões plaquetários. Os leucócitos (células brancas) são as células de defesa do organismo.

A medula óssea é o órgão produtor das células sanguíneas – esse processo é denominado hematopoiese. A medula óssea vermelha possui atividade hematopoiética e recebe esse nome (vermelha) em virtude do número de células precursoras das hemácias. A medula óssea amarela é preenchida por tecido adiposo e possui o potencial de voltar a produzir células em situações específicas.

Veja no quadro os principais exames de sangue coletados para analisar as características do sangue e auxiliar no diagnóstico de doenças e alterações hematológicas.

QUADRO 1. PRINCIPAIS EXAMES DE SANGUE

Exames	Análises
Hemograma	Auxilia no diagnóstico de doenças hematológicas, na avaliação de anemias, neoplasias hematológicas, reações infecciosas e inflamatórias e distúrbios plaquetários. Permite a contagem de eritrócitos (hemácias, hemoglobina, hematócrito), índices hematimétricos (VCM, HCM, CHCM, RDW), contagem de leucócitos (neutrófilos, eosinófilos, basófilos, linfócitos e monócitos) e contagem de plaquetas.
Bioquímica	Determina a quantidade de eletrólitos (sódio, potássio, magnésio, cálcio, ferro, cloro, entre outros).
Coagulograma	Análise dos fatores de coagulação, tempo de protrombina (TP), tempo de tromboplastina ativada (TTPa) e contagem de plaquetas.
Gasometria arterial e venosa	Análise de gases sanguíneos, análise do equilíbrio ácido-básico.
Sorologia	Detecção da presença de anticorpos no soro sanguíneo em resposta a um agente infeccioso (sífilis, dengue, HIV).
Tipagem sanguínea	Determina o tipo sanguíneo no sistema ABO e Rh.
Glicemia	Determina o valor glicêmico, estudo da curva glicêmica.

Fonte: Sociedade Brasileira de Patologia Clínica/Medicina Laboratorial (2010).

QUADRO 2. IDENTIFICAÇÃO DAS CORES DOS TUBOS E OS EXAMES ANALISADOS

Frasco/tubo	Cor da tampa	Exames analisados
Frasco de hemocultura	Aeróbica – tampa azul, anaeróbica – tampa laranja e micobactérias (fungos) – tampa vermelha.	Identificar micro-organismos patogênicos no sangue.
Tubo citrato	Tampa azul.	Análises de terapias antitrombóticas, como: tempo de protrombina (TP) e tempo de tromboplastina ativada (TTPa).
Tubo soro ativador de coágulo com ou sem gel separador	Tampa vermelha ou amarela.	Imunoquímica (hepatite, toxoplasmose, imunoglobulinas, sódio, potássio, ferro, magnésio, colesterol), sorologias (HIV, sífilis, citomegalovírus), marcadores cardíacos e tumorais.
Tubo com heparina	Tampa verde.	Bioquímica e testes enzimáticos
Tubo EDTA	Tampa roxa.	Hemograma, hemoglobina glicada, imunohematologia (tipagem ABO/RH).
Tubo fluoreto de sódio/EDTA	Tampa cinza.	Glicose e tolerância a glicose.

Fonte: Sociedade Brasileira de Patologia Clínica/Medicina Laboratorial (2010).

COLETA DE EXAME DE SANGUE

Para coletar exames de sangue, a enfermagem deve avaliar a área a ser puncionada e escolher o dispositivo adequado.

Deve-se avaliar a área para coletar exames de sangue, evitando:
▶ áreas com hematomas;

- áreas com trombose prévia;
- restrição de membro (mastectomia com esvaziamento de linfonodos, fístula arteriovenosa);
- áreas com queimaduras;
- membro que esteja recebendo terapia intravenosa;
- áreas cicatriciais.

- Atenção, na coleta de exames de sangue, evite:
  - puxar o êmbolo com muita força;
  - agulhas muito finas;
  - ultrapassar a capacidade do frasco ou coletar volume insuficiente;
  - inverter a ordem dos frascos;
  - garrotear o membro por tempo prolongado (mais que 1 minuto);
  - coletar amostra de membro, recebendo infusão intravenosa contínua.

A coleta dos exames de sangue deve respeitar a ordem dos frascos, evitando contaminação de um frasco para outro e alterações nos resultados obtidos.

Deve-se obedecer a seguinte ordem dos frascos para coleta:
1. frascos para hemocultura;
2. tubo de citrato de sódio (tampa azul);
3. tubo com ativador de coágulo, com ou sem gel, para obtenção de soro (tampa vermelha ou amarela);
4. tubo de heparina (tampa verde);
5. tubo de EDTA (tampa roxa);
6. tubo de fluoreto/EDTA (cinza).

Procedimento

Material
- EPIs: luvas de procedimento e óculos de proteção.
- Swab alcoólico.
- Dispositivo agulhado (escalpe) ou agulha.
- Seringa estéril descartável ou sistema para coleta a vácuo.
- Tubos de coleta.
- Algodão e fita adesiva.

- Garrote.

Técnica
- Separar o material.
- Higienizar as mãos.
- Explicar o procedimento para o paciente e acompanhante.
- Conferir a identificação do paciente, como nome completo e data de nascimento.
- Avaliar a rede venosa e escolher o sítio de punção.
- Preparar o material, acoplando-o com técnica asséptica.
- Higienizar as mãos e colocar os EPIs.
- Realizar a antissepsia da pele do paciente com swab alcoólico.
- Puncionar a veia com o bisel voltado para cima, com ângulo de punção de aproximadamente 15° a 30°.
- Observar o refluxo de sangue na extensão do escalpe ou tracionar o êmbolo da seringa (aspirando) ou acoplar o tubo no sistema a vácuo.
- Retirar o garrote e coletar os demais tubos na ordem correta.
- Homogeneizar os tubos após a coleta.
- Retirar a agulha e comprimir o local de 1 a 2 minutos.
- Colocar curativo oclusivo no local.
- Desprezar a agulha na caixa de perfurocortantes.
- Retirar as luvas de procedimento.
- Higienizar as mãos.
- Orientar o paciente a não dobrar o braço, não carregar peso ou bolsa no mesmo lado da punção por 1 hora.
- Checar o procedimento na prescrição médica e realizar a anotação de enfermagem.

Exemplo de anotação de enfermagem:

(Data e hora) Realizada a coleta de exames de sangue venoso para hemograma e coagulograma, conforme prescrição médica, puncionado o antebraço direito. Encaminhada amostra para o laboratório. (assinatura e carimbo)

Exames de fezes

O trato gastrointestinal (TGI) tem como objetivo absorver líquidos e nutrientes, providos pela ingesta de alimentos e líquidos; permitir o uso desses nutrientes pelas células do corpo, pela absorção, metabolização e distribuição; e servir de reservatório temporário para as fezes. Os exames de fezes permitem analisar os componentes das fezes, detectar a presença de sangue, infecções, doenças como o câncer de cólon, entre outras.

Os principais exames de fezes são: coprocultura, parasitológico e sangue oculto.

QUADRO 3. PRINCIPAIS EXAMES DE FEZES E SUAS ANÁLISES

Exames	Análises realizadas
Coprocultura	Exame para análise de cultura microbiológica das fezes, possibilitando a identificação do agente infeccioso presente no TGI.
Parasitológico	Permite a identificação de parasitas intestinais pelo método de avaliação macro e microscópica das fezes, permitindo a visualização de cistos, ovos, trofozoítos ou estruturas adultas de parasitas nas fezes.
Pesquisa de sangue oculto	Avaliação da presença de sangue nas fezes que não são visíveis a olho nu, auxiliando no diagnóstico de doenças que provocam sangramento do TGI.

Fonte: Potter; Perry (2013).

PROCEDIMENTO

Coleta de exames de fezes

Material
- EPIs: luvas de procedimento e avental.
- Frasco de coleta de fezes.
- Material para higiene íntima (após a coleta).
- Saco plástico.

Técnica
- Reunir todo o material.
- Explicar o procedimento para o paciente e familiares.
- Higienizar as mãos e vestir os EPIs (caso seja necessário auxiliar o paciente).
- Conferir a identificação do paciente, como nome completo e data de nascimento.
- Oferecer a comadre ou recipiente de auxílio para coleta limpa.
- Coletar a amostra de fezes e colocar no frasco de amostra.
- Seguir as orientações específicas para cada exame de fezes, como: amostra única, repetição de amostras, entre outras.
- Identificar o frasco de amostra.
- Colocar no saco plástico.
- Oferecer os produtos de higiene íntima para o paciente e auxiliar, se necessário.
- Retirar os EPIs e higienizar as mãos.
- Encaminhar a amostra para o laboratório.
- Checar o procedimento na prescrição médica e realizar a anotação de enfermagem.

Exemplo de anotação de enfermagem:

(Data e hora) Realizada coleta de exame de fezes para parasitologia, conforme prescrição médica. Encaminhada a amostra para o laboratório. (assinatura e carimbo)

Exames de urina

O sistema urinário é composto pelos rins, ureteres, bexiga urinária e uretra. Os néfrons, unidade funcional dos rins, filtram os produtos do metabolismo que estão presentes no sangue e produzem a urina para eliminar essas substâncias e líquidos. A análise laboratorial da urina favorece o diagnóstico de doenças renais, metabólicas e anormalidades no funcionamento renal.

A coleta de exames de urina pode ser realizada espontaneamente, para pacientes conscientes e orientados, ou por meio de cateterismo vesical (execução privativa do enfermeiro), para pacientes que não conseguem coletar o exame sem contaminar a amostra, não possuem controle do esfíncter urinário, não conseguem urinar espontaneamente ou qualquer outra limitação de coleta espontânea.

QUADRO 4. PRINCIPAIS EXAMES DE URINA E SUAS ANÁLISES

Exames	Análises realizadas pelo exame	Coleta por cateterismo vesical de demora	Coleta por cateterismo vesical de alívio	Coleta espontânea
Urina I	Estudo bioquímico para pesquisa de células e outros elementos figurados.	NÃO DESCONECTAR O SISTEMA. Coletar urina pelo dispositivo disponível na bolsa coletora. Realizar a desinfecção com álcool a 70% antes da coleta.	Realizado pelo enfermeiro, com técnica asséptica. Consiste na introdução do cateter uretral até a bexiga para coletar a urina. Em seguida, o cateter é retirado do canal uretral.	Orientar o paciente a realizar higiene das mãos e higiene íntima. Coletar o jato médio, ou seja, desprezar o primeiro jato. Coletar a primeira urina do dia ou aguardar intervalo de 2 horas entre as micções.
Urocultura	Estudo microbiológico (presença de bactéria na urina).	NÃO DESCONECTAR O SISTEMA. Coletar urina pelo dispositivo disponível na bolsa coletora. Realizar a desinfecção com álcool a 70% antes da coleta.	Realizado pelo enfermeiro com técnica asséptica. Consiste na introdução do cateter uretral até a bexiga para coletar a urina. Em seguida, o cateter é retirado do canal uretral.	Orientar o paciente a realizar a higiene das mãos e higiene íntima. Coletar o jato médio, ou seja, desprezar o primeiro jato. Coletar a primeira urina do dia ou aguardar intervalo de 2 horas entre as micções.
Urina de 24 horas	Avaliação funcional renal	NÃO DESCONECTAR O SISTEMA. Esvaziar o volume de urina da bolsa coletora (anotar data e horário), este é o início da coleta. Coletar os próximos débitos urinários pela válvula de drenagem da bolsa e desprezar no frasco de coleta por 24 horas.	Realizado pelo enfermeiro com técnica asséptica. Consiste na introdução do cateter uretral até a bexiga para coletar a urina. Em seguida, o cateter é retirado do canal uretral. Desprezar toda a urina no frasco de coleta.	Orientar o paciente a realizar higiene das mãos e higiene íntima. Coletar toda a urina por 24 horas, anotar no frasco data e hora de início e término.

Fonte: Barreto et al. (2017); Belo Horizonte, (2016).

PROCEDIMENTOS

Coleta para os exames de urina I e urocultura

Material
- EPIs: luvas de procedimento, avental e óculos de proteção.
- Frasco de coleta de urina (urina I e urocultura).
- Material para higiene íntima (lenços de higienização).
- Saco plástico.
- Material para cateterismo vesical, se necessário.

Técnica
- Reunir todo o material.
- Explicar o procedimento para o paciente e familiares.
- Higienizar as mãos.
- Conferir a identificação do paciente, como nome completo e data de nascimento.
- Avaliar se o paciente consegue coletar seu próprio exame (coleta espontânea) e realizar as seguintes orientações:
  - higienizar as mãos;
  - realizar higiene íntima com os produtos padronizados;
  - coletar a amostra de urina no frasco adequado. Não contaminar a amostra (não tocar a parte de dentro do frasco);
  - colocar o frasco de coleta no saco plástico;
  - higienizar as mãos;
  - entregar o frasco de coleta ao profissional de enfermagem.
- Coleta por cateterismo vesical:
  - **cateterismo vesical de alívio:**
    - procedimento realizado exclusivamente pelo enfermeiro com técnica asséptica. Desprezar o primeiro jato e coletar o restante da urina no frasco adequado.
  - **cateterismo vesical de demora:**
    - desprezar a urina da bolsa coletora;
    - fechar o clamp da bolsa próximo à sonda Foley para acumular urina na bexiga urinária. Aguardar 2 horas para coletar;
    - higienizar as mãos e colocar os EPIs;
    - higienizar com álcool 70% a válvula de coleta de exames;
    - coletar a quantidade necessária de urina;
    - descartar os materiais corretamente.

- Identificar corretamente os frascos de coleta.
- Retirar os EPIs e higienizar as mãos.
- Encaminhar a amostra para o laboratório.
- Checar o procedimento na prescrição médica e realizar a anotação de enfermagem.

Exemplo de anotação de enfermagem:

(Data e hora) Realizada coleta de exame de urina I e urocultura, conforme prescrição médica. Encaminhada a amostra para o laboratório. (assinatura e carimbo)

Urina de 24 horas

Material
- EPIs: luvas de procedimento, avental e óculos de proteção.
- Frasco de coleta de urina de 24 horas.
- Rótulo de identificação.

Técnica
- Reunir todo o material.
- Explicar o procedimento para o paciente e familiares.
- Conferir os dados do paciente, como nome completo e data de nascimento.
- Identificar o frasco com data e hora do início e término da coleta.
- A primeira urina deve ser desprezada no vaso sanitário, o que determina a hora de início do exame. As próximas eliminações vesicais devem ser coletadas e depositadas no frasco de coleta de urina de 24 horas.
- O último horário a ser coletada a urina será o mesmo horário de início do exame, completando, assim, 24 horas de exame.
- Encaminhar o frasco para o laboratório.
- Checar o procedimento na prescrição médica e realizar a anotação de enfermagem.

Observação: no caso dos pacientes com cateterismo vesical de demora, coletar a urina da bolsa coletora e desprezar no frasco de urina de 24 horas, seguindo as mesmas orientações de início e término descritas.

Exemplo de anotação de enfermagem

(Data e hora) Realizada coleta de exame de urina de 24 horas, conforme prescrição médica, com início em 21/04, às 10 h, e término em 22/04, às 10 h. Encaminhada a amostra para o laboratório. (assinatura e carimbo)

Exames de coleta de secreções

A coleta de secreções permite a detecção da presença de microrganismos patogênicos no local de coleta, como via respiratória (secreção traqueal, escarro), pele (swab de lesões), vigilância epidemiológica (swab axilar, inguinal, retal), entre outras regiões.

QUADRO 5. PRINCIPAIS EXAMES DE COLETA DE SECREÇÕES E SUAS ANÁLISES

Exames	Análises realizadas
Escarro	Análise de microrganismos do trato respiratório. Exemplo: detecção do Bacilo de Koch (BK), para o diagnóstico de tuberculose.
Secreção traqueal	Cultura da secreção traqueal para identificar microrganismos patogênicos. Coletado por meio da aspiração da via respiratória.
Secreção vaginal	Cultura da secreção da vagina para identificar microrganismos patogênicos. Coletada por meio de swab.
Swab de vigilância	Detecção de microrganismos que possam estar colonizando o paciente, sendo necessárias medidas de precaução e isolamento específicas. Coletado por swab geralmente axilar, inguinal e retal.
Exsudato de feridas	Cultura da secreção do leito de feridas para identificar microrganismos patogênicos. É fundamental a identificação do local de coleta. Coletado por swab.
Swab nasal e orofaringe	Detecção de microrganismos no trato respiratório. Coletado por swab.

Fonte: Potter; Perry (2013), Barreto et al. (2017), Belo Horizonte (2016).

Coleta de exame por escarro

Material
- EPIs: avental, luvas de procedimento e máscara N95.
- Frasco de coleta do escarro.
- Saco plástico.
- Etiqueta de identificação do paciente e exame.

Técnica
- Reunir todo o material.
- Higienizar as mãos e colocar os EPIs.
- Explicar o procedimento para o paciente.
- Conferir a identificação do paciente, como nome completo e data de nascimento.
- Solicitar que o paciente higienize as mãos e a cavidade oral com água.
- Orientar o paciente a tossir e expectorar a secreção dentro do frasco, sem encostar na parte interna do frasco.
- Identificar corretamente o frasco.
- Colocar dentro do saco plástico.
- Retirar os EPIs e higienizar as mãos.
- Encaminhar a amostra para o laboratório.
- Checar procedimento na prescrição médica e realizar a anotação de enfermagem.

Observações:
- Caso o paciente não consiga coletar espontaneamente, realizar a coleta pela técnica de aspiração traqueal.
- Seguir as orientações de necessidade de jejum ou horário predeterminado para coleta de acordo com o tipo de exame solicitado.

Exemplo de anotação de enfermagem:

(Data e hora) Realizada coleta de exame de escarro. Encaminhada amostra para o laboratório. (assinatura e carimbo)

Exames de imagem

Os exames de imagem auxiliam a equipe médica no diagnóstico de diversas patologias, sendo complementares aos exames laboratoriais e exames físicos.

O posicionamento adequado do paciente no leito favorece maior conforto e segurança para a realização de procedimentos, de exames de imagem e de repouso no leito, além de prevenir lesões por pressão. A seguir, serão apresentados os principais posicionamentos e suas indicações.

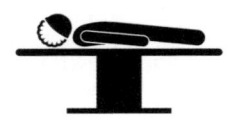

DECÚBITO DORSAL HORIZONTAL – DEITADO COM O CORPO ALINHADO, BRAÇOS AO LADO DO CORPO OU CRUZADOS NO ABDOME, PERNAS ALINHADAS E ESTENDIDAS. A CAMA ESTÁ SEM ANGULAÇÃO, OU SEJA, POSICIONADA A 0°. INDICAÇÕES: EXAME FÍSICO, RADIOGRAFIA DE ABDOME, PELVE, POSICIONAMENTO CIRÚRGICO (CIRURGIA CARDÍACA, TORÁCICA, DE ABDOME, ETC.).

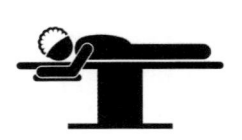

DECÚBITO VENTRAL OU POSIÇÃO PRONA – DEITADO COM A REGIÃO ANTERIOR DO CORPO EM CONTATO COM A CAMA, ISTO É, ABDOME PARA BAIXO, PERNAS ESTENDIDAS E BRAÇOS AO LADO DO CORPO OU CRUZADOS PRÓXIMOS À REGIÃO DA CABEÇA. GERALMENTE A CABEÇA FICA LATERALIZADA PARA MAIOR CONFORTO. INDICAÇÕES: EXAMES, PROCEDIMENTO CIRÚRGICO NA COLUNA ESPINAL.

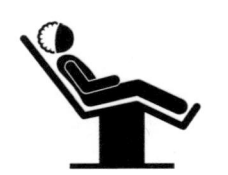

POSIÇÃO DE FOWLER – PARCIALMENTE SENTADO, COM CABECEIRA ELEVADA NO MÍNIMO A 45° E MEMBROS INFERIORES LEVEMENTE FLETIDOS. INDICAÇÕES: ALIMENTAÇÃO, FACILITAR A RESPIRAÇÃO DO PACIENTE, REALIZAÇÃO DE PROCEDIMENTOS (PASSAGEM DE SONDA NASOGÁSTRICA).

POSIÇÃO SEMI-FOWLER – PARCIALMENTE SENTADO, COM CABECEIRA ELEVADA A 30° E MEMBROS INFERIORES LEVEMENTE FLETIDOS. INDICAÇÕES: DIMINUIR RISCO DE BRONCOASPIRAÇÃO EM PACIENTES COM SONDA NASOENTERAL OU NASOGÁSTRICA.

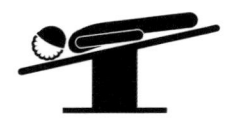

TRENDELENBURG – O LEITO É INCLINADO, DEIXANDO A CABECEIRA MAIS BAIXA EM RELAÇÃO À PARTE INFERIOR. INDICAÇÕES: FACILITAR O RETORNO VENOSO, CIRURGIAS EM ÓRGÃOS PÉLVICOS.

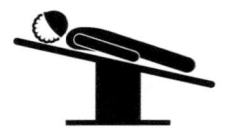

TRENDELENBURG REVERSO – O LEITO É INCLINADO, DEIXANDO A CABECEIRA MAIS ALTA EM RELAÇÃO À PARTE INFERIOR. INDICAÇÕES: PROPORCIONAR ESVAZIAMENTO GÁSTRICO, MANEIRA DE ELEVAR A CABECEIRA SEM FLETIR O QUADRIL.

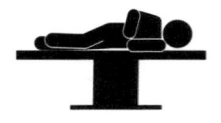

POSIÇÃO DE SIMS – DECÚBITO LATERAL ESQUERDO COM A PERNA DIREITA FLETIDA, OS BRAÇOS PODEM FICAR FLETIDOS PARA MELHOR CONFORTO E CABEÇA LATERALIZADA PARA O LADO ESQUERDO. INDICAÇÕES: LAVAGEM INTESTINAL, ADMINISTRAÇÃO DE MEDICAMENTOS VIA RETAL.

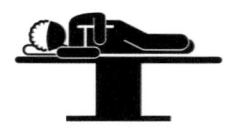

DECÚBITO LATERAL – POSIÇÃO LATERAL DIREITA OU ESQUERDA. INDICAÇÕES: PROCEDIMENTOS CIRÚRGICOS (CIRURGIA ORTOPÉDICA NO QUADRIL).

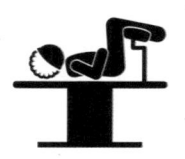

GINECOLÓGICA OU LITOTÔMICA – DECÚBITO DORSAL COM AS PERNAS AFASTADAS. INDICAÇÕES: EXAMES GINECOLÓGICOS, PASSAGEM DE SONDA VESICAL.

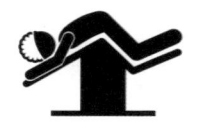

GENUPEITORAL – JOELHOS APOIADOS NO LEITO, AFASTADOS E FLETIDOS. TÓRAX APOIADO NO LEITO E CABEÇA LATERALIZADA. INDICAÇÕES: EXAME DE RETO E CÓLON.

ORTOSTÁTICA OU ANATÔMICA – EM PÉ COM A FACE VOLTADA PARA FRENTE, MEMBROS SUPERIORES E INFERIORES ESTENDIDOS, PALMAS DAS MÃOS VOLTADAS PARA FRENTE.

Hemotransfusão: coleta de amostra, cuidados de enfermagem e reações pós-transfusionais

18

No Brasil, as práticas hemoterápicas são regulamentadas pela Agência Nacional de Vigilância Sanitária (Anvisa) e o Ministério da Saúde, por diversas resoluções, leis e normativas, como: Resolução da Diretoria Colegiada (RDC) nº 34, de 11 junho de 2014, e Portaria Ministerial nº 158, de 4 de fevereiro de 2016, que normatizam os procedimentos, visando garantir a qualidade e segurança do processo transfusional. Assim como outra terapia, a transfusão de sangue e hemocomponentes pode ocasionar complicações agudas ou tardias, como a transmissão de doenças infecciosas. Contudo, hoje em dia existem diversos protocolos e orientações que visam à diminuição desses riscos e melhores práticas em hemoterapia. As indicações básicas para transfusão envolvem manter ou restaurar a capacidade de transporte de oxigênio, volume sanguíneo e hemostasia.

A solicitação para terapia transfusional é obrigatoriamente prescrita pela equipe médica, estando a cargo da equipe de enfermagem a conferência da prescrição, a coleta dos exames pré-transfusionais, administração do hemocomponente ou hemoderivado e observações de sinais e sintomas relacionados à reação transfusional, segundo a Resolução Cofen nº 629/2020, que aprova e atualiza a Norma Técnica que dispõe sobre a Atuação de Enfermeiro e de Técnico de Enfermagem em Hemoterapia.

A equipe de enfermagem em hemoterapia é formada por enfermeiros e técnicos de enfermagem, que executam suas atribuições em conformidade com o disposto na Lei nº 7.498, de 25 de junho de 1986, e o Decreto nº 94.406, de 8 de junho de 1987, que regulamentam o exercício da Enfermagem.

O processo que viabiliza a oferta de hemocomponente e hemoderivados por meio da doação de sangue por um doador é regulamentado pelo Ministério da Saúde e pela Lei nº 10.205, de 21 de março de 2001. Toda doação deve acontecer de forma voluntária e não remunerada.

QUADRO 1. DEFINIÇÃO DE HEMOCOMPONENTE E HEMODERIVADO

Hemocomponente	Produtos gerados a partir do sangue total por meio de processos físicos (centrifugação, congelamento). Exemplo: concentrado de hemácias, concentrado de plaquetas, plasma fresco congelado e crioprecipitado.
Hemoderivado	Produtos gerados a partir de processos físico-químicos pelo fracionamento do plasma. Exemplo: albumina, globulinas e concentrado de fatores de coagulação.

Fonte: Brasil (2015).

Sistema ABO e Rh

O sistema sanguíneo é classificado de acordo com tipo sanguíneo ABO e fator Rh (*Rhesus*). Para realizar a transfusão, é preciso saber a compatibilidade, isto é, o sistema ABO e fator Rh do doador e do receptor. A administração de tipo sanguíneo ou Rh incompatíveis gera complicações sérias ao receptor: essa incompatibilidade se dá pela aglutinação de hemácias que obstruem os capilares, prejudicando a circulação sanguínea.

A incompatibilidade do sistema ABO acontece quando uma pessoa recebe um tipo sanguíneo com determinado aglutinogênio (antígeno) e possui aglutinina (anticorpo) contra o esse antígeno - por exemplo, pessoas do grupo A não podem doar sangue para pessoas do grupo B, visto que quando as hemácias do tipo A entram em contato com o tipo sanguíneo B, elas se aglutinam em virtude da reação do anti-A (anticorpo) presente no sangue tipo B. A imagem a seguir demonstra as características de cada tipo sanguíneo.

Sistema sanguíneo ABO

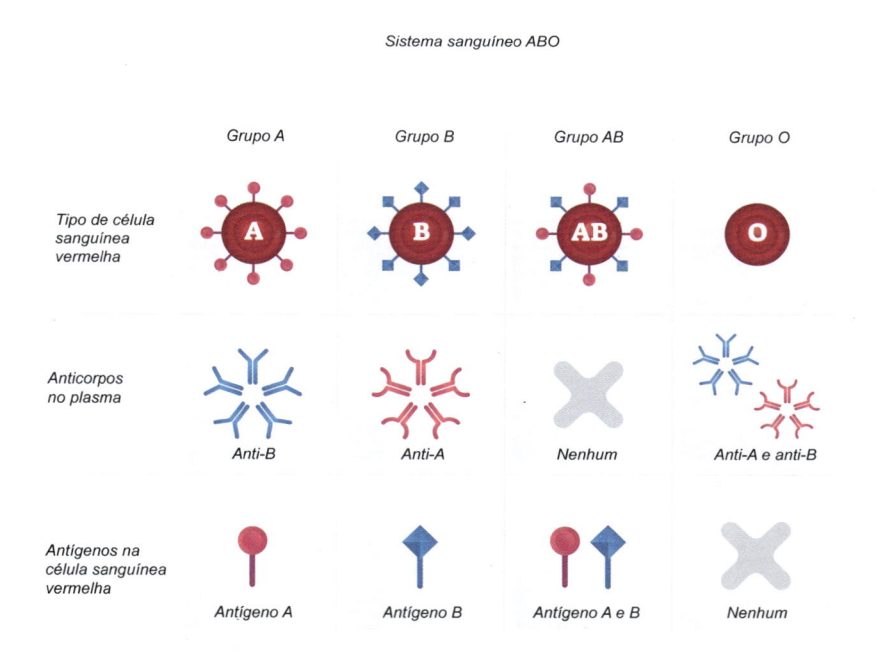

	Grupo A	Grupo B	Grupo AB	Grupo O
Tipo de célula sanguínea vermelha	A	B	AB	O
Anticorpos no plasma	Anti-B	Anti-A	Nenhum	Anti-A e anti-B
Antígenos na célula sanguínea vermelha	Antígeno A	Antígeno B	Antígeno A e B	Nenhum

FIGURA 1 – CARACTERÍSTICAS DO SISTEMA ABO DE GRUPOS SANGUÍNEOS.

Desse modo, os aspectos avaliados para a transfusão envolvem o tipo de aglutinogênio (antígeno) presente na hemácia do doador e o tipo de aglutinina (anticorpo) presente no plasma do receptor. Outro fator importante de ser avaliado é o sistema Rh, caracterizado pela presença ou ausência de antígeno Rh, sendo exclusivamente eritrocitário, portanto não são encontrados em leucócitos ou plaquetas. Pessoas com Rh negativo (Rh-) não possuem antígeno Rh; logo, podem doar para pessoas com Rh positivo (Rh+), entretanto o inverso não é possível, pessoas com Rh+ não podem doar para pessoas com Rh-.

QUADRO 2. FATOR RH DO SANGUE

Grupo	Genótipo	Antígeno Rh
Rh+	RR ou Rr	Presente
Rh-	rr	Ausente

Fonte: Fridman (s/d).

Logo, pessoas com tipo sanguíneo AB+ podem receber sangue de qualquer sistema ABO e Rh, pois não possuem aglutinina (anticorpos) anti-A e anti-B, e são consideradas receptores universais. E pessoas com tipo sanguíneo O- podem doar para qualquer tipo de sistema ABO e Rh, pois não possuem aglutinogênio (antígeno) A e B, e são consideradas doadores universais.

O sistema ABO/Rh precisa ser testado e analisado antes da transfusão de concentrados de hemácias, no entanto o sistema Rh não precisa, necessariamente, ser testado previamente para a infusão de plasma e crioprecipitado.

Doação de sangue

RECEPTOR \ DOADOR	O-	O+	A-	A+	B-	B+	AB-	AB+
O-	✓	✗	✗	✗	✗	✗	✗	✗
O+	✓	✓	✗	✗	✗	✗	✗	✗
A-	✓	✗	✓	✗	✗	✗	✗	✗
A+	✓	✓	✓	✓	✗	✗	✗	✗
B-	✓	✗	✗	✗	✓	✗	✗	✗
B+	✓	✓	✗	✗	✓	✓	✗	✗
AB-	✓	✗	✓	✗	✓	✗	✓	✗
AB+	✓	✓	✓	✓	✓	✓	✓	✓

FIGURA 2 – COMPATIBILIDADE ABO/RH PARA A TRANSFUSÃO DE CONCENTRADO DE HEMÁCIAS.

QUADRO 3. COMPATIBILIDADE ABO PARA A TRANSFUSÃO DE PLASMAS E CRIOPRECIPITADO

Grupo ABO do RECEPTOR	Grupo ABO do DOADOR
A	A / AB
B	B / AB
AB	AB
O	O / A / B / AB

Fonte: Bonequini Jr. (2017).

QUADRO 4. COMPATIBILIDADE ABO PARA TRANSFUSÃO DE PLAQUETAS

Tipo Sanguíneo do receptor	Tipo sanguíneo do doador			
	1ª opção	2ª opção	3ª opção	4ª opção
A	A	AB	B	O
B	B	AB	A	O
AB	AB	A	B	O
O	O	B	A	AB

Fonte: Bonequini Jr. (2017).

Coleta de amostra (testes pré-transfusionais)

A coleta dos exames pré-transfusionais é realizada pela equipe de enfermagem do local de internação do paciente ou pela equipe do banco de sangue, a depender da rotina de cada hospital. A coleta consiste em três análises: tipagem sanguínea, pesquisa de anticorpos irregulares e prova cruzada. A partir desses resultados ocorrerá o preparo do componente prescrito pelo médico para hemoterapia. As amostras devem ser coletadas no prazo máximo de 72 horas antes da administração da hemoterapia, ou seja, possui validade de 72 horas e, caso seja solicitada nova transfusão, após esse período é preciso coletar novas amostras.

Os frascos (tubos) para coleta são: tubo seco – tampa vermelha e tubo EDTA – tampa roxa, ambos os tubos precisam ser identificados com nome do paciente, registro do paciente na instituição (nº do SAME), setor de internação, data da amostra e nome do profissional de coletor.

Cuidados de enfermagem

- ▶ **Pré-administração da hemotransfusão:**
  - antes da solicitação médica de hemotransfusão, coletar exames laboratoriais conforme a prescrição (hematócritos e hemograma). Coletar amostras pré-transfusionais após a prescrição da hemoterapia e encaminhar ao banco de sangue;
  - verificar a assinatura do termo de consentimento informado pelo paciente ou responsável;
  - utilizar EPIs para a manipulação do acesso e instalação da bolsa, como: luvas de procedimento, avental e óculos de proteção;
  - verificar a permeabilidade do cateter e funcionamento adequado. Administrar hemotransfusão em via exclusiva;
  - utilizar equipo com filtro apropriado e realizar o preenchimento do sistema, removendo o ar;
  - conferir a identificação do paciente (dois indicadores: nome completo e data de nascimento);
  - conferir as informações do rótulo da bolsa da hemotransfusão (nome do receptor, validade, sistema ABO/Rh, temperatura, inspeção visual da bolsa) por meio de dupla checagem (dois profissionais, enfermeiro e técnico);
  - aferir os sinais vitais e registrar em prontuário. Comunicar à enfermeira caso apresente alterações.
- ▶ **Durante a administração de hemotransfusão:**
  - utilizar EPIs para manipulação do acesso e instalação da bolsa, como: luvas de procedimento, avental e óculos de proteção;
  - registrar o horário de início da hemoterapia;
  - garantir que a hemotransfusão seja instalada após 30 minutos da remoção da bolsa sob refrigeração no banco de sangue;
  - monitorar os sinais vitais nos primeiros 10 minutos após o início e possíveis efeitos colaterais, sinais e sintomas;

- realizar monitoramento frequente das condições clínicas do paciente;
- respeitar o tempo de infusão de no máximo 4 horas (validade da bolsa);
- controlar a velocidade de infusão.

▶ **Pós-administração de hemotransfusão:**
- verificar sinais vitais ao término da transfusão;
- descartar adequadamente o material;
- registrar o horário de término, sinais e sintomas ao término da transfusão;
- monitorar o paciente.

Reação transfusional

Reação transfusional refere-se a qualquer evento decorrente da administração de hemoderivados ou componentes, sendo classificada como imediata, quando ocorre durante ou até 24 horas após o início da hemoterapia, ou tardia, quando ocorre após 24 horas do início da hemoterapia.

Os sinais e sintomas mais frequentes são:
▶ febre com ou sem calafrios, caracterizada pelo aumento de pelo menos 1 °C em relação ao valor pré-transfusional;
▶ alterações cutâneas (pápula, prurido, urticária, edema localizado ou generalizado);
▶ alterações agudas na pressão arterial: hipertensão ou hipotensão;
▶ alterações respiratórias (dispneia, taquipneia, hipóxia e sibilos);
▶ náusea, com ou sem vômito;
▶ dor no local da infusão, torácica, abdominal ou lombar;
▶ manifestações hemorrágicas.

Conduta frente à detecção de reação transfusional:
▶ interromper imediatamente a transfusão e comunicar à equipe médica responsável e ao banco de sangue;
▶ manter acesso venoso pérvio com solução salina (soro fisiológico 0,9%);
▶ monitorar sinais vitais;

- conferir todos os registros, formulários e identificação do receptor e do hemocomponente;
- verificar, na beira do leito, se o hemocomponente correto foi administrado no paciente correto;
- notificar o serviço de hemoterapia;
- manter equipo, filtro de macroagregados e bolsa intactos, e encaminhar esse material de volta ao serviço de hemoterapia;
- avaliar a possibilidade de reação hemolítica, TRALI, anafilaxia e sepse relacionada à transfusão, situações nas quais são necessárias condutas específicas de urgência e seguir os protocolos de atendimento;
- registrar as ações no prontuário do paciente.

Cuidados paliativos: o cuidar de uma forma humanizada

19

Segundo a Organização Mundial da Saúde,

> Cuidados paliativos consistem na assistência promovida por uma equipe multidisciplinar, que objetiva a melhoria da qualidade de vida do paciente e de seus familiares, diante de uma doença que ameace a vida, por meio da prevenção e alívio do sofrimento, da identificação precoce, avaliação impecável e tratamento de dor e demais sintomas físicos, sociais, psicológicos e espirituais.
>
> (WHO, 2002)

O cuidado paliativo tornou-se uma prática na atenção à saúde na década de 1960, no Reino Unido. Na década de 1970, foi trazido para a América e em 1990 a OMS definiu pela primeira vez o conceito e princípios de cuidados paliativos. Inicialmente, voltou-se para pacientes portadores de doenças oncológicas, mas o processo de cuidados de final de vida com o tempo foi se expandindo para a assistência de pacientes com Aids, doenças cardíacas, renais, degenerativas e neurológicas. Em 2004, foi publicada a necessidade de incluir os cuidados paliativos como parte da assistência completa à saúde, incluindo no tratamento de todas as doenças crônicas e atenção ao idoso.

A atuação da equipe multidisciplinar é fundamental para o bom desenvolvimento dos cuidados paliativos, visto que envolve início precoce, continuidade em todo o tratamento e diminuição de sofrimento de natureza física, social, psicológica e espiritual. A prática de cuidados paliativos é baseada em conceitos e princípios, e não em protocolos. Esses cuidados podem ser prestados na área hospitalar, ambulatorial, domiciliar ou em qualquer outro serviço de saúde.

A equipe de enfermagem possui um papel de grande importância na assistência ao paciente paliativo e seus familiares, prestando atendimento de forma humanizada e baseada nos processos de prevenção e alívio de dor, melhora na qualidade de vida, compreensão do processo saúde-doença. A enfermagem atua diretamente, promovendo medidas de conforto para o paciente e o familiar nessa situação, associadas a medidas farmacológicas e não farmacológicas prescritas pela equipe médica e buscando atribuir importância às vontades, preferências e autonomia do paciente frente ao seu cuidado.

O Projeto de Lei do Senado nº 524, de 2009, dispõe sobre os direitos da pessoa em fase terminal de doença e destaca em seu Art. 2º: "A pessoa em fase terminal de doença tem direito, sem prejuízo de outros procedimentos terapêuticos que se mostrarem cabíveis, a cuidados paliativos e mitigadores do sofrimento, proporcionais e adequados à sua situação". E Art. 5º: "É direito da pessoa em fase terminal de doença ou acometida de grave e irreversível dano à saúde de ser informada sobre as possibilidades terapêuticas, paliativas ou mitigadoras do sofrimento, adequadas e proporcionais à sua situação". (BRASIL, 2009)

O processo de morte possui diferentes valores, aceitação e enfrentamento para cada paciente e familiar, de acordo com sua cultura e/ou religião. Os profissionais de saúde precisam compreender esses significados de forma individual e aplicar as medidas adequadas para cada atendimento. A morte, em alguns casos, pode ser encarada como fracasso para os profissionais, gerando sentimentos de angústia, perda, tristeza e incompetência. Por isso, é fundamental que haja acolhimento para esses profissionais, reforçando que a morte faz parte do processo da vida e que nem todos os pacientes receberam bons prognósticos e conseguirão ter alta hospitalar curados.

A morte está presente no cotidiano da enfermagem e isso não significa que os profissionais deixarão de sentir o impacto desse acontecimento na vida dos familiares e devem estar ao lado deles para apoiá-los e prestar atendimento humanizado nesse momento delicado.

Quando o paciente morre no serviço de saúde, dizemos que ele foi a óbito, e na maioria dos serviços a enfermagem é a equipe responsável por realizar o preparo do corpo. É preciso ter conhecimento das questões religiosas e culturais do paciente e familiar para preparar o corpo corretamente, de acordo com cada limitação que possa existir.

Após o diagnóstico médico de óbito, a enfermagem irá preparar o corpo de forma respeitosa e ética. Em casos de suspeita de óbito sem a confirmação da causa ou causas violentas, o corpo é encaminhado para o Serviço de Verificação de Óbito (SVO) ou Instituto Médico Legal (IML), e nesses casos não é realizada a preparação do corpo, apenas a retirada dos dispositivos invasivos, como: sondas, cateteres e drenos.

A realização do eletrocardiograma para auxiliar na constatação do óbito é definida pelos protocolos de cada instituição, não sendo obrigatória.

Procedimento

Preparação do corpo

Material
- ataduras de crepe;
- gazes;
- esparadrapo;
- algodão;
- pinças (exemplo: pinça cheron);
- bacia com água e sabão;
- roupa do paciente ou do hospital;
- roupa de cama e banho;
- EPIs: luvas de procedimento e avental.

Técnica
- Reunir o material.
- Colocar os EPIs.
- Posicionar o corpo em posição dorsal.
- Soltar os lençóis da cama e descobrir o corpo.
- Retirar todos os dispositivos invasivos. Realizar curativo oclusivo no local com gaze e esparadrapo.
- Realizar higiene corporal, se necessário.
- Ocluir com algodão os orifícios que possam drenar qualquer tipo de líquido corpóreo, como: narinas, boca, ouvido, canal vaginal e ânus.

- Vestir o corpo.
- Amarrar as mãos e os pés.
- Colocar a etiqueta de identificação do óbito no corpo (geralmente no tórax).
- Deixar o ambiente em ordem.
- Cobrir o corpo com lençol.
- Colocar a etiqueta de identificação do óbito no lençol.
- Entregar todos os pertences aos familiares.
- Transportar o corpo conforme rotina institucional.
- Retirar toda a roupa de cama e equipamentos do quarto.
- Retirar os EPIs.
- Higienizar as mãos.
- Realizar a anotação de enfermagem.
- Solicitar limpeza terminal do quarto.

Exemplo de anotação de enfermagem:

(Data e hora) Realizado tamponamento após a constatação médica do óbito, higiene corporal. Retirados os dispositivos invasivos e realizado curativo oclusivo no local. Colocada etiqueta de identificação do óbito, conforme protocolo da instituição. Colocadas as roupas trazidas pelos familiares. Encaminhado o corpo de maca até o necrotério do hospital. (assinatura e carimbo)

Referências

ABEN. História. **Site institucional**. Disponível em: https://www.abennacional.org.br/site/historia/. Acesso em: 7 jul. 2021.

ABESO. **Mapa da obesidade**. Disponível em: https://abeso.org.br/obesidade-e-sindrome-metabolica/mapa-da-obesidade/. Acesso em: 2 ago. 2021.

ACADEMIA NACIONAL DE CUIDADOS PALIATIVOS. **Manual de cuidados paliativos**. Rio de Janeiro: Diagraphic, 2009.

ANVISA. **Resolução – RDC nº 34, de 11 de junho de 2014**. Dispõe sobre as boas práticas no ciclo do sangue. Disponível em: https://saude.rs.gov.br/upload/arquivos/carga20170553/04145350-rdc-anvisa-34-2014.pdf. Acesso em: 8 jul. 2021.

BARRETO, E. M. et al. (org). **Manual de orientação para coleta, acondicionamento e transporte de amostras para exames laboratoriais**. v. 1. Salvador: Laboratório Central de Saúde Pública Professor Gonçalo Moniz, 2017.

BARROSO, W. K. S. et al. Diretrizes Brasileiras de Hipertensão Arterial – 2020. **Arq. Bras. Cardiol**, v. 116, n. 3, p. 516-658, 2021.

BELO HORIZONTE. Secretaria Municipal de Saúde. **Manual de Exames Laboratoriais da rede SUS-BH**, Belo Horizonte, 2016. Disponível em: https://prefeitura.pbh.gov.br/sites/default/files/estrutura-de-governo/saude/2018/documentos/Laboratorios/manual_exames_laboratoriais_rede_SUS-BH.pdf. Acesso em: 8 jul. 2021.

BERNARDES, R. M. Prevenção e manejo da lesão por pressão: segurança do paciente. **Feridas crônicas**. Disponível em: http://eerp.usp.br/feridascronicas/recurso_educacional_lp_1_4.html. Acesso em: 8 jul. 2021.

BIAGINI, S.; ALBIERO, A. **Manual de transfusão**. São Paulo: Fundação Pró-sangue Hemocentro de São Paulo, 2018. Disponível em: http://www.prosangue.sp.gov.br/uploads/arquivos/MANUAL%20DE%20TRANSFUS%C3%83O%202018.pdf. Acesso em: 8 jul. 2021.

BONEQUINI JR., P.; GARCIA, P. C. **Manual de transfusão de sanguínea para médicos**. Botucatu: Universidade Estadual Paulista "Júlio de Mesquita Filho", HCFMB, 2017.

BRASIL. Agência Nacional de Vigilância Sanitária. **Implantação do Núcleo de Segurança do Paciente em Serviços de Saúde**. Brasília: Anvisa, 2016a. Disponível em: https://www.saude.go.gov.br/images/imagens_migradas/upload/arquivos/2017-09/2016-anvisa---caderno-6---implantacao-nucleode-seguranca.pdf. Acesso em: 7 jul. 2021.

BRASIL. Agência Nacional de Vigilância Sanitária. **Segurança do paciente em serviços de saúde:** higienização das mãos. Brasília: Anvisa, 2009a. Disponível em: https://bvsms.saude.gov.br/bvs/publicacoes/seguranca_paciente_servicos_saude_higienizacao_maos.pdf. Acesso em: 8 jul. 2021.

BRASIL. Agência Nacional de Vigilância Sanitária. **Segurança do paciente em serviços de saúde:** limpeza e desinfecção de superfícies. Brasília: Anvisa, 2012a. Disponível em: https://portaldeboaspraticas.iff.fiocruz.br/biblioteca/seguranca-do-paciente-em-servicos-de-saude-limpeza-e-desinfeccao-de-superficies/. Acesso em: 8 jul. 2021.

BRASIL. Agência Nacional de Vigilância Sanitária. **Higienização das mãos em serviços de saúde**. Brasília: Anvisa, 2007. Disponível em: http://www.paulinia.sp.gov.br/downloads/ss/manual_integra_lavagem_das_maos_Anvisa.pdf. Acesso em: 2 ago. 2021.

BRASIL. Agência Nacional de Vigilância Sanitária. **Medidas de prevenção de infecção relacionada à assistência à saúde**. Brasília: Anvisa, 2017a. Disponível em: http://www.riocomsaude.rj.gov.br/Publico/MostrarArquivo.aspx?C=pCiWUy84%2BR0%3D. Acesso em: 8 jul. 2021.

BRASIL. **Decreto nº 791, de 27 de setembro de 1890**. Crêa no Hospicio Nacional de Alienados uma escola profissional de enfermeiros e enfermeiras. Disponível em: https://www2.camara.leg.br/legin/fed/decret/1824-1899/decreto-791-27-setembro-1890-503459-publicacaooriginal-1-pe.html. Acesso em: 7 jul. 2021.

BRASIL. **Decreto nº 5.296, de 2 de dezembro de 2004**. Regulamenta as Leis nos 10.048, de 8 de novembro de 2000, que dá prioridade de atendimento às pessoas que especifica, e 10.098, de 19 de dezembro de 2000, que estabelece normas gerais e critérios básicos para a promoção da acessibilidade das pessoas portadoras de deficiência ou com mobilidade reduzida, e dá outras providências. 2004a. Disponível em: http://www.

planalto.gov.br/ccivil_03/_ato2004-2006/2004/decreto/d5296.htm. Acesso em: 8 jul. 2021.

BRASIL. **Decreto nº 94.406, de 8 de junho de 1987**. Regulamenta a Lei nº 7.498, de 25 de junho de 1986, que dispõe sobre o exercício da enfermagem, e dá outras providências. Disponível em: http://www.cofen.gov.br/decreto-n-9440687_4173.html. Acesso em: 8 jul. 2021.

BRASIL. **Lei nº 775, de 6 de agosto de 1949**. Dispõe sobre o ensino de enfermagem no País e dá outras providências. Disponível em: http://www.planalto.gov.br/ccivil_03/leis/1930-1949/l775.htm. Acesso em: 7 jul. 2021.

BRASIL. **Lei nº 5.905, de 12 julho de 1973**. Dispõe sobre a criação dos Conselhos Federal e Regionais de Enfermagem e dá outras providências. Disponível em: http://www.planalto.gov.br/ccivil_03/leis/l5905.htm. Acesso em: 7 jul. 2021.

BRASIL. **Lei nº 6.514, de 22 de dezembro de 1977**. Altera o Capítulo V do Título II da Consolidação das Leis do Trabalho, relativo à segurança e medicina do trabalho e dá outras providências. Disponível em: https://www2.camara.leg.br/legin/fed/lei/1970-1979/lei-6514-22-dezembro-1977-366528-norma-pl.html. Acesso em: 7 jul. 2021.

BRASIL. **Lei nº 7.498, de 25 de junho de 1986**. Dispõe sobre a regulamentação do exercício da enfermagem, e dá outras providências. Disponível em: http://www.planalto.gov.br/ccivil_03/leis/l7498.htm. Acesso em: 7 jul. 2021.

BRASIL. **Lei nº 10.205, de 21 de março de 2001**. Regulamenta o § 4º do art. 199 da Constituição Federal, relativo à coleta, processamento, estocagem, distribuição e aplicação do sangue, seus componentes e derivados, estabelece o ordenamento institucional indispensável à execução adequada dessas atividades, e dá outras providências. 2001a. Disponível em: http://www.planalto.gov.br/ccivil_03/leis/leis_2001/l10205.htm. Acesso em: 8 jul. 2021.

BRASIL. **Lei nº 11.105, de 24 de março de 2005**. Regulamenta os incisos II, IV e V do § 1º do art. 225 da Constituição Federal, estabelece normas de segurança e mecanismos de fiscalização de atividades que envolvam organismos geneticamente modificados – OGM e seus derivados, cria o Conselho Nacional de Biossegurança – CNBS, reestrutura a Comissão Técnica Nacional de Biossegurança – CTNBio, dispõe sobre a Política Nacional de Biossegurança – PNB, revoga a Lei nº 8.974, de 5 de janeiro de 1995, e a Medida Provisória nº 2.191-9, de 23 de agosto de 2001, e os arts. 5º, 6º, 7º, 8º, 9º, 10 e 16 da Lei nº 10.814, de 15 de dezembro de 2003, e dá outras providências. 2005a. Disponível em: https://www.gov.br/agricultura/pt-br/assuntos/inspecao/produtos-vegetal/legislacao-1/biblioteca-de-normas-vinhos-e-bebidas/lei-no-11-105-de-24-de-marco-de-2005.pdf/view. Acesso em: 7 jul. 2021.

BRASIL. Ministério da Saúde. **Caderneta de saúde da criança:** menino. Passaporte da cidadania. 10. ed. Brasília: Ministério da Saúde, 2015a. Disponível em: https://bvsms.saude.gov.br/bvs/publicacoes/caderneta_saude_crianca_menino_10ed.pdf. Acesso em: 8 jul. 2021.

BRASIL. Ministério da Saúde. **Portaria nº 158, de 4 de fevereiro de 2016.** Redefine o regulamento técnico de procedimentos hemoterápicos. 2016b. Disponível em: https://bvsms.saude.gov.br/bvs/saudelegis/gm/2016/prt0158_04_02_2016.html. Acesso em: 8 jul. 2021.

BRASIL. Ministério da Saúde. **Vigitel Brasil 2018:** vigilância de fatores de risco e proteção para doenças crônicas por inquérito telefônico – estimativas sobre frequência e distribuição sociodemográfica de fatores de risco e proteção para doenças crônicas nas capitais dos 26 estados brasileiros e no Distrito Federal em 2018. Brasília: Ministério da Saúde, 2019. Disponível em: https://abeso.org.br/wp-content/uploads/2020/01/vigitel-brasil-2018.pdf. Acesso em: 8 jul. 2021.

BRASIL. Ministério da Saúde. Agência Nacional de Vigilância Sanitária. **Manual de gerenciamento de resíduos de serviços de saúde**. Brasília: Ministério da Saúde, 2006a. Disponível em: https://www.anvisa.gov.br/servicosaude/manuais/manual_gerenciamento_residuos.pdf. Acesso em: 7 jul. 2021.

BRASIL. Ministério da Saúde. Agência Nacional de Vigilância Sanitária. **Resolução – RDC nº 222, de 28 de março de 2018**. Regulamenta as Boas Práticas de Gerenciamento dos Resíduos de Serviços de Saúde e dá outras providências. Disponível em: https://bvsms.saude.gov.br/bvs/saudelegis/anvisa/2018/rdc0222_28_03_2018.pdf. Acesso em: 7 jul. 2021.

BRASIL. Ministério da Saúde. Coordenação de Controle de Infecção Hospitalar. **Processamento de artigos e superfícies em estabelecimentos de saúde**. 2. ed. Brasília,1994. Disponível em: https://bvsms.saude.gov.br/bvs/publicacoes/superficie.pdf. Acesso em: 7 jul. 2021.

BRASIL. Ministério da Saúde. Departamento de Atenção Básica. **Saúde da criança:** acompanhamento do crescimento e desenvolvimento infantil.

Brasília: Ministério da Saúde, 2002. Disponível em: https://bvsms.saude.gov.br/bvs/publicacoes/saude_crianca_crescimento_desenvolvimento.pdf. Acesso em: 8 jul. 2021.

BRASIL. Ministério da Saúde. Fundação Oswaldo Cruz. Agência Nacional de Vigilância Sanitária. **Documento de referência para o Programa Nacional de Segurança do Paciente**. Brasília: Ministério da Saúde, 2014. Disponível em: https://bvsms.saude.gov.br/bvs/publicacoes/documento_referencia_programa_nacional_seguranca.pdf. Acesso em: 7 jul. 2021.

BRASIL. Ministério da Saúde. Secretaria de Assistência à Saúde. **Política nacional de humanização**. Distrito Federal: Ministério da Saúde, 2013a.

BRASIL. Ministério da Saúde. Secretaria de Assistência à Saúde. **Programa nacional de humanização da assistência hospitalar**. Distrito Federal: Ministério da Saúde, 2001b.

BRASIL. Ministério da Saúde. Secretaria de Atenção à Saúde. Departamento de Atenção Básica. **Saúde da criança**: crescimento e desenvolvimento. Brasília: Ministério da Saúde, 2012b.

BRASIL. Ministério da Saúde. Secretaria de Atenção à Saúde. Departamento de Atenção Especializada e Temática. **Guia para uso de hemocomponentes**. 2. ed. Brasília: Ministério da Saúde, 2015b.

Brasil. Ministério da Saúde. Secretaria de Atenção à Saúde. Departamento de Atenção Especializada e Temática. **Manual de terapia nutricional na atenção especializada hospitalar no âmbito do Sistema Único de Saúde – SUS**. Brasília: Ministério da Saúde, 2016c.

BRASIL. Ministério da Saúde. Secretaria de Atenção à Saúde. **Portaria nº 400, de 16 de novembro de 2009**. 2009b. Disponível em: http://www.cremesp.org.br/?siteAcao=PesquisaLegislacao&dif=s&ficha=1&id=8865&tipo=PORTARIA&orgao=Secretaria%20de%20Assist%EAncia/Aten%E7%E3o%20%E0%20Sa%FAde/Minist%E9rio%20da%20Sa%FAde&numero=400&situacao=VIGENTE&data=16-11-2009. Acesso em: 8 jul. 2021.

BRASIL. Ministério da Saúde. Secretaria de Vigilância em Saúde. **Exposição a materiais biológicos**. Brasília: Editora do Ministério da Saúde, 2006b. Disponível em: https://bvsms.saude.gov.br/bvs/publicacoes/protocolo_expos_mat_biologicos.pdf. Acesso em: 7 jul. 2021.

BRASIL. Ministério do Trabalho e Emprego. Secretaria de Inspeção do Trabalho. **Portaria nº 25, de 15 de outubro de 2001**. Altera a Norma

Regulamentadora que trata de Equipamento de Proteção Individual – NR6 e dá outras providências. 2001c. Disponível em: https://www.legisweb.com.br/legislacao/?id=182703. Acesso em: 7 jul. 2021.

BRASIL. **Pesquisa do IBGE mostra aumento da obesidade entre adultos.** 21 out. 2020. Disponível em: https://www.gov.br/pt-br/noticias/saude-e-vigilancia-sanitaria/2020/10/pesquisa-do-ibge-mostra-aumento-da-obesidade-entre-adultos. Acesso em: 8 jul. 2021.

BRASIL. **Portaria nº 272, de 8 de abril de 1998.** Ministério da Saúde. Secretaria de Vigilância Sanitária. Disponível em: https://bvsms.saude.gov.br/bvs/saudelegis/svs1/1998/prt0272_08_04_1998.html#:~:text=PORTARIA%20N%C2%BA%20272%2C%20DE%208,do%20texto%20Anexo%20desta%20Portaria. Acesso em: 8 jul. 2021.

BRASIL. **Portaria nº 529, de 1º de abril de 2013.** Institui o Programa Nacional de Segurança do Paciente (PNSP). 2013b. Disponível em: https://bvsms.saude.gov.br/bvs/saudelegis/gm/2013/prt0529_01_04_2013.html. Acesso em: 7 jul. 2021.

BRASIL. **Portaria nº 1.820, de 13 de agosto de 2009.** Dispõe sobre os direitos e deveres dos usuários da saúde. 2009c. Disponível em: https://bvsms.saude.gov.br/bvs/saudelegis/gm/2009/prt1820_13_08_2009.html. Acesso em: 7 jul. 2021.

BRASIL. **Portaria nº 3.012, de 1º de dezembro de 2009.** Torna pública a proposta de Projeto de Resolução "Regulamento Técnico Mercosul para Produtos com Ação Antimicrobiana Utilizados em Artigos Críticos e Semi-críticos, Áreas Críticas e Semi-Críticas e Esterilizantes" e dá outras providências. 2009d. Disponível em: https://bvsms.saude.gov.br/bvs/saudelegis/gm/2009/prt3012_01_12_2009.html. Acesso em: 7 jul. 2021.

BRASIL. **Resolução CONAMA nº 358, de 29 de abril de 2005.** Dispõe sobre o tratamento e a disposição final dos resíduos dos serviços de saúde e dá outras providências. 2005b. Disponível em: http://www2.mma.gov.br/port/conama/legiabre.cfm?codlegi=462. Acesso em: 7 jul. 2021.

BRASIL. **Resolução – RDC nº 15, de 15 de março de 2012.** Dispõe sobre requisitos de boas práticas para o processamento de produtos para saúde e dá outras providências. 2012c. Disponível em: https://bvsms.saude.gov.br/bvs/saudelegis/anvisa/2012/rdc0015_15_03_2012.html. Acesso em: 7 jul. 2021.

BRASIL. **Resolução – RDC nº 36, de 25 de julho de 2013.** Institui ações para a segurança do paciente em serviços de saúde e dá outras providências.

2013c. Disponível em: https://bvsms.saude.gov.br/bvs/saudelegis/anvisa/2013/rdc0036_25_07_2013.html. Acesso em: 7 jul. 2021.

BRASIL. **Resolução – RDC nº 63, de 6 de julho de 2000.** Ministério da Saúde. Agência Nacional de Vigilância Sanitária. Disponível em: https://www.segurancadopaciente.com.br/wp-content/uploads/2015/09/rcd-n-63-de-6-de-julho-de-2000.pdf. Acesso em: 8 jul. 2021.

BRASIL. **Resolução – RDC nº 145, de 21 de março de 2017.** Proíbe em todo o território nacional a fabricação, importação e comercialização, assim como o uso em serviços de saúde, dos termômetros e esfigmomanômetros com coluna de mercúrio. 2017b. Disponível em: https://www.in.gov.br/materia/-/asset_publisher/Kujrw0TZC2Mb/content/id/20117500/do1-2017-03-22-resolucao-rdc-n-145-de-21-de-marco-de-2017-20117423. Acesso em: 8 jul. 2021.

BRASIL. **Resolução – RDC nº 306, de 7 de dezembro de 2004.** Dispõe sobre o Regulamento Técnico para o gerenciamento de resíduos de serviços de saúde. 2004b. Disponível em: https://bvsms.saude.gov.br/bvs/saudelegis/anvisa/2004/res0306_07_12_2004.html. Acesso em: 7 jul. 2021.

BRASIL. Senado Federal. **Projeto de Lei do Senado nº 524, de 2009.** Dispõe sobre os direitos da pessoa em fase terminal de doença. 2009e. Disponível em: https://legis.senado.leg.br/sdleg-getter/documento?dm=3402704&ts=1593932811724&disposition=inline. Acesso em: 6 jul. 2021.

BROCA, P. V.; FERREIRA, M. D. Equipe de enfermagem e comunicação: contribuições para o cuidado de enfermagem. **Revista Brasileira de Enfermagem**, Brasília, v. 65, n. 1, p. 97-103, jan.-fev. 2012.

CARDOSO. M. M. V. N.; MIRANDA, C. M. L. Anna Justina Ferreira Nery: um marco na história da enfermagem brasileira. **Revista Brasileira de Enfermagem**, Brasília, v. 52, n. 3, p. 339-348, jul./set. 1999.

CATANDUVA. Prefeitura Municipal de Catanduva. **Manual de tratamento de feridas**, 2018. Disponível em: http://www.catanduva.sp.gov.br/wp-content/uploads/2019/09/sms_resolucao_01_2019_manual_de_tratamento_de_feridas.pdf. Acesso em: 8 jul. 2021.

CAVALCANTE, A. K. C. B. et al. Cuidado seguro ao paciente: contribuições da enfermagem. **Revista Cubana de Enfermería**, v. 31, n. 4, dez. 2015. Disponível em: http://revenfermeria.sld.cu/index.php/enf/article/view/907/141. Acesso em: 1º ago. 2021.

CFM. **Recomendação CFM nº 1/2016.** Dispõe sobre o processo de obtenção de consentimento livre e esclarecido na assistência médica. Disponível em: https://portal.cfm.org.br/images/Recomendacoes/1_2016.pdf. Acesso em: 7 jul. 2021.

COFEN. **Anexo da Resolução COFEN nº 0619/2019.** Normas para atuação da equipe de enfermagem na sondagem oro/nasogástrica e nasoentérica. 2019. Disponível em: http://www.cofen.gov.br/wp-content/uploads/2019/11/Resolu%C3%A7%C3%A3o-619-2019-ANEXO-NORMATIZA-A-ATUA%C3%87%C3%83O-DA-EQUIPE-DE-ENFERMAGEM-NA-SONDAGEM-ORO-NASOG%C3%81STRICA-E-NASOENT%C3%89RICA.pdf. Acesso em: 8 jul. 2021.

COFEN. **Código de ética dos profissionais de enfermagem.** 2012a. Disponível em: http://www.cofen.gov.br/wp-content/uploads/2012/03/resolucao_311_anexo.pdf. Acesso em: 7 jul. 2021.

COFEN. **Guia de recomendações para registro de enfermagem no prontuário do paciente e outros documentos de enfermagem.** Brasília: COFEN, 2016. Disponível em: http://biblioteca.cofen.gov.br/wp-content/uploads/2016/08/Guia-de-Recomenda%C3%A7%C3%B5es.pdf. Acesso em: 7 jul. 2021.

COFEN. **Norma técnica que regulamenta a competência da equipe de enfermagem no cuidado às feridas.** 2015. Disponível em: http://www.cofen.gov.br/wp-content/uploads/2015/12/ANEXO-Resolu%C3%A7%C3%A3o501-2015.pdf. Acesso em: 8 jul. 2021.

COFEN. **Resolução COFEN nº 162/1993 – Revogada pela Resolução COFEN nº 277/2003.** 1993. Disponível em: http://www.cofen.gov.br/resoluo-cofen-1621993-revogada-pela-resoluo-cofen-2772003_4242.html. Acesso em: 8 jul. 2021.

COFEN. **Resolução COFEN nº 429/2012.** Dispõe sobre o registro das ações profissionais no prontuário do paciente, e em outros documentos próprios da enfermagem, independente do meio de suporte – tradicional ou eletrônico. 2012b. Disponível em: http://www.cofen.gov.br/resoluo-cofen-n-4292012_9263.html. Acesso em: 7 jul. 2021.

COFEN. **Resolução COFEN nº 0450/2013.** Normatiza o procedimento de Sondagem Vesical no âmbito do Sistema Cofen / Conselhos Regionais de Enfermagem. 2013. Disponível em: http://www.cofen.gov.br/resolucao-cofen-no-04502013-4_23266.html#:~:text=Normatiza%20o%20 procedimento%20de%20Sondagem,Cofen%20%2F%20Conselhos%20 Regionais%20de%20Enfermagem. Acesso em: 8 jul. 2021.

COFEN. **Resolução COFEN nº 0453/2014**. Aprova a norma técnica que dispõe sobre a atuação da equipe de enfermagem em terapia nutricional. 2014. Disponível em: http://www.cofen.gov.br/resolucao-cofen-no-04532014_23430.html. Acesso em: 8 jul. 2021.

COFEN. **Resolução COFEN nº 564/2017**. Aprova o novo código de ética dos profissionais de enfermagem. 2017. Disponível em: http://www.cofen.gov.br/resolucao-cofen-no-5642017_59145.html. Acesso em: 7 jul. 2021.

COFEN. **Resolução COFEN nº 0629/2020**. Aprova e atualiza a norma técnica que dispõe sobre a atuação de enfermeiro e de técnico de enfermagem em hemoterapia. 2020. Disponível em: http://www.cofen.gov.br/resolucao-cofen-no-629-2020_77883.html#:~:text=Aprova%20e%20Atualiza%20a%20Norma,T%C3%A9cnico%20de%20Enfermagem%20em%20 Hemoterapia. Acesso em: 8 jul. 2021.

COLLET, N.; ROCHA, S. M. M. Criança hospitalizada, mãe e enfermagem compartilhando o cuidado. **Rev. Latino-americana de Enfermagem**, v. 12, n. 2, p. 191-7, mar./abr. 2004.

CONWAY, J. et al. **Partnering with patients and families to design a Patient- and Family-Centered Health Care System:** A roadmap for the future – A work in progress. Bethesda, MD: Institute for Patient- and Family-Centered Care; jun. 2006. Disponível em: http://www.familycenteredcare.org/pdf/Roadmap.pdf. Acesso em: 7 jul. 2021.

COREN-SP. **Boas práticas:** dreno de tórax. São Paulo, 2011. Disponível em: https://portal.coren-sp.gov.br/sites/default/files/dreno-de-torax.pdf. Acesso em: 8 jul. 2021.

COREN. **NR 32**. Disponível em: https://portal.coren-sp.gov.br/wp-content/uploads/2010/01/livreto_nr32_0.pdf. Acesso em: 7 jul. 2021.

COSTA, D. G. et al. Atributos de satisfação relacionados à segurança e qualidade percebidos na experiência do paciente hospitalizado. **Revista Gaúcha de Enfermagem**, Porto Alegre, v. 41 (SPE), 2020.

COSTA, D. G. et al. Experiência do paciente na coprodução de cuidados: percepções acerca dos protocolos de segurança do paciente. **Revista Latino-Americana de Enfermagem**, Porto Alegre, v. 28, 2020.

COSTA, R. et al. O legado de Florence Nightingale: uma viagem no tempo. **Texto & Contexto-Enfermagem**, v. 18, n. 4, p. 661-669, 2009.

CRUZ, A. C.; ANGELO, M. Cuidado centrado na família em pediatria: redefinindo os relacionamentos. **Cienc. Cuid. Saude**, v. 10, n. 4, p. 861-865, 2011.

CUIDADOS COM ACESSO VENOSO. Disponível em: https://portalarquivos2.saude.gov.br/images/pdf/2017/dezembro/21/10-Cuidados-com-Acesso-Venoso.pdf. Acesso em: 8 jul. 2021.

DESIDERATA. **Obesidade Infantojuvenil**. Disponível em: https://desiderata.org.br/area/obesidade-infantojuvenil/?gclid=Cj0KCQiA-aGCBhCwARIsAHDl5x8jLVc0_wD_WBrR_z-g9zkzW8XcCcdVdyEVId1xHTaLPw9sG8SH2ywaAjvUEALw_wcB. Acesso em: 8 jul. 2021.

DISTRITO FEDERAL. Secretaria de Saúde do Distrito Federal. **Indicação dos curativos baseado nos produtos padronizados pela Secretaria de Saúde do Distrito Federal**. Distrito Federal: Câmara Técnica de Cuidados com a Pele, 2019. Disponível em: http://www.saude.df.gov.br/wp-conteudo/uploads/2018/04/INDICA%C3%87%C3%83O-DOS-CURATIVOS-2019.pdf. Acesso em: 8 jul. 2021.

EBSERH. Ministério da Educação. **Metas internacionais de segurança do paciente**. 15 abr. 2021. Disponível em: https://www.gov.br/ebserh/pt-br/hospitais-universitarios/regiao-sudeste/hc-ufmg/saude/metas-internacionais-de-seguranca-do-paciente/metas-internacionais-de-seguranca-do-paciente. Acesso em: 7 jul. 2021.

EBSERH. Ministério da Educação. **Protocolo PRO/SVSSP.SCIRAS/P006/2019:** Medidas de precaução para prevenção de infecção hospitalar. versão 1.0. Disponível em: https://www.gov.br/ebserh/pt-br/hospitais universitarios/regiao-nordeste/hupaa-ufal/acesso-a-informacao/protocolo/setor-de-vigilancia-em-saude-e-seguranca-do-paciente/006_pro__medida_de_precaucao_de_infeccao_hospitalar.pdf/@@download/file/006_PRO__MEDIDA_DE_PRECAUCAO_DE_INFECCAO_HOSPITALAR.pdf. Acesso em: 2 ago. 2021.

FLERY, M. K. **Manual de coleta em laboratório clínico**. 3. ed. Rio de Janeiro: PNCQ, 2019. Disponível em: https://pncq.org.br/uploads/2019/PNCQ-Manual_de_Coleta_2019-Web-24_04_19.pdf. Acesso em: 8 jul. 2021.

FLORIANÓPOLIS. Prefeitura Municipal de Florianópolis. **Protocolo de enfermagem**, v. 6 - Cuidado à pessoa com ferida. Disponível em: http://www.pmf.sc.gov.br/arquivos/arquivos/pdf/19_06_2019_14.54.48.a094a8bd10cad8fdad4c98021e73821a.pdf. Acesso em: 8 jul. 2021.

FRIDMAN, C. Replicação de DNA, genótipo/fenótipo e herança quantitativa. Genética e Bioestatística: ser humano e meio ambiente. **Licenciatura em Ciências:** USP/Univesp. Disponível em: https://midia.atp.usp.br/plc/plc0030/impressos/plc0030_top03.pdf. Acesso em: 8 jul. 2021.

FURUKAWA, P. O. Comparativo de personagens da história da enfermagem brasileira. **Escola Anna Nery Revista de Enfermagem**, v. 13, n. 2, p. 402-405, 2009.

GALLAS, S. R.; FONTANA, R. T. Biossegurança e a enfermagem nos cuidados clínicos: contribuições para a saúde do trabalhador. **Revista Brasileira de Enfermagem**, Brasília, 2010, v. 63, n. 5, p. 786-92, out. 2010.

GASTALDI, M. et al. Nutrição parenteral total: da produção à administração. Farmácia Hospitalar. **Pharmacia Brasileira**, set./out. 2009. Disponível em: https://docplayer.com.br/311283-Farmacia-hospitalar-da-producao-a-administracao-nutricao-parenteral.html. Acesso em: 8 jul. 2021.

GONÇALVES, K. J.; GRAZIANO, K. U.; KAWAGOE, J. Y. Revisão sistemática sobre antissepsia cirúrgica das mãos com preparação alcoólica em comparação aos produtos tradicionais. **Rev. Esc. Enferm. USP**, v. 46, n. 6, p. 1484-93, 2012.

HERCEG, R. J.; PETERSON, L. R. Normal flora in health and disease. SHULMAN, S. T. et al. (ed.). **The biological and clinical basis of infectious diseases**. 5. ed. Philadelphia: W. B. Saunders Company, 1997. p. 5-14.

INSTITUTE FOR PATIENT AND FAMILY-CENTERED CARE. **Partnering with patients and families to design a patient-and family-centered health care system:** recommendations and promising practices. 2008. Disponível em: https://www.ipfcc.org/resources/PartneringwithPatientsandFamilies.pdf. Acesso em: 7 jul. 2021.

INSTITUTE OF MEDICINE. **To err is human:** building a safer health system. Washington: The National Academies, Press, 2000.

INSTITUTO BRASILEIRO PARA SEGURANÇA DO PACIENTE (IBSP). **Como usar o método SBAR na transição do cuidado**. 2019. Disponível em: https://www.segurancadopaciente.com.br/qualidade-assist/como-usar-o-metodo-sbar-na-transicao-do-cuidado/. Acesso em: 7 jul. 2021.

JORA, D. R. F. **Enfermagem:** manuseio de sondas e drenos. Disponível em: https://repositorio.ufsc.br/bitstream/handle/123456789/197876/Sondas_e_Drenos.pdf?sequence=2&isAllowed=y. Acesso em: 8 jul. 2021.

JUNQUEIRA, L. C.; CARNEIRO, J. **Histologia básica**. 12. ed. Rio de Janeiro: Guanabara Koogan, 2013.

KURCGANT, P. Legislação do exercício de enfermagem no Brasil. **Revista Brasileira de Enfermagem**. Brasília, v. 28, p. 88-98, 1976.

LIANG, L. **Guia para jornalistas na cobertura do envelhecimento**. São Paulo: Dínamo Editora/SBGG, 2018. Disponível em: https://sbgg.org.br/wp-content/uploads/2018/11/Guia_para_jornalistas_na_cobertura_do_envelhecimento.pdf. Acesso em: 8 jul. 2021.

MEDEIROS, M.; TIPPLE, A. C. F. V.; MUNARI, D. B. A expansão das escolas de enfermagem no Brasil na primeira metade do século XX. **Rev. Eletr. Enf.** 2008 Disponível em: https://projetos.extras.ufg.br/fen_revista/revista1_1/Escolenf.html. Acesso em 7 jul. 2021.

MENDES, M. G. R. M.; MARTINS, M. M. F. P. S. Parceria nos cuidados de enfermagem em pediatria: do discurso à ação dos enfermeiros. **Rev. Enf. Ref.**, v. 3, n. 6, p. 113-121, 2012.

MICHAELIS. **Dicionário Michaelis**. Disponível em: https://michaelis.uol.com.br/busca?id=L11dW. Acesso em: 7 jul. 2021.

MORAES, M. S. A política nacional de humanização e as perspectivas na melhoria do funcionamento hospitalar. **XI Congresso Nacional de Educação – EDUCERE**. Curitiba: Pontifícia Universidade Católica do Paraná, 2013.

MOREIRA, M. R. C. et al. Enfermagem na pandemia da Covid-19: análise de reportagens à luz da teoria do reconhecimento. **Enferm. Foco 2020**; v. 11, n. 1 Especial, p. 116-123. Disponível em: http://biblioteca.cofen.gov.br/wp-content/uploads/2020/09/EnfermagemPandemiaCOVID19.pdf. Acesso em 7 jul. 2021.

OLIVEIRA, B. R. G.; COLLET, N.; VIERA, C. S. A humanização na assistência à saúde. **Revista Latino-Americana de Enfermagem**, v. 14, n. 2, p. 277-284, 2006.

OMS. **Salve vidas:** higienize suas mãos. Higiene das mãos na assistência à saúde extra-hospitalar e domiciliar e nas instituições de longa permanência. Um guia para a implementação da estratégia multimodal da OMS para a melhoria da higiene das mãos e da abordagem "meus 5 momentos para a higiene das mãos". Tradução: OPAS. Brasília: Organização Pan-Americana da Saúde; Agência Nacional de Vigilância Sanitária, 2014. Disponível em: https://proqualis.net/sites/proqualis.

net/files/Manual%20HM%20OMS%20extra%20hospitalar%202014.pdf. Acesso em: 8 jul. 2021.

PADILHA, M. I. C. de S.; BORENSTEIN, M. S. História da enfermagem: ensino, pesquisa e interdisciplinaridade. **Escola Anna Nery**, v. 10, n. 3, p. 532-538, 2006.

PARAIZO, V.; ZAMBON, L. S. Diretriz clínica QPS 014/2019 – Versão 1: Protocolo de dor – escalas. **Americas Serviços Médicos**, 2019. Disponível em: https://www.americasmed.com.br/sites/g/files/wrvpjl141/files/2019-04/Protocolo%20de%20Dor.pdf. Acesso em: 8 jul. 2021.

PASCHE, D. F. Política Nacional de Humanização como aposta na produção coletiva de mudanças nos modos de gerir e cuidar. **Interface Comunicação, Saúde, Educação**, v. 13, p. 701-708, 2009.

PINTO, J. P. et al. Cuidado centrado na família e sua aplicação na enfermagem pediátrica. **Revista Brasileira de Enfermagem**, Brasília, v. 63, n. 1, p. 132-5, 2010.

PORTO, C. C. **Semiologia médica**. 7. ed. Rio de Janeiro: Guanabara Koogan, 2015.

POTTER, P. PERRY, A. **Fundamentos de enfermagem**. 8. ed. Rio de Janeiro: Guanabara Koogan, 2013.

RIBEIRÃO PRETO. Prefeitura Municipal de Ribeirão Preto. Secretaria Municipal da Saúde. Comissão de Controle de Infecção. **Protocolo de Processamento de Artigos e Superfícies nas Unidades de Saúde Ribeirão Preto-SP**, 2007. Disponível em: http://www.sbrafh.org.br/site/public/temp/4f7baaa698df0.pdf. Acesso em: 7 jul. 2021.

RIZZOTTO, M. L. F. Resgate histórico das primeiras Semanas de Enfermagem no Brasil e a conjuntura nacional. **Revista Brasileira de Enfermagem**, Brasília, v. 59, n. SPE, p. 423-427, 2006.

RODRIGUES, K. C. A era da experiência dos pacientes. **GV-executivo**, v. 18, n. 1, jan./fev. 2019.

SALLES, C.L.S. Conselho Regional de Enfermagem de São Paulo. **Limpeza hospitalar**, mar. 2011. Disponível em: https://portal.coren-sp.gov.br/sites/default/files/Limpeza%20hospitalar.pdf. Acesso em: 7 jul. 2021.

SALVADOR. Prefeitura Municipal de Salvador. Secretaria Municipal de Saúde. Coordenadoria de Atenção Primária à Saúde. **Protocolo de enfermagem na atenção primária**: protocolo de feridas. Salvador, 2018. Disponível em: https://docplayer.com.br/105106409-Protocolo-de-feridas-protocolo-de-enfermagem-na-atencao-primaria-prefeitura-municipal-de-salvador-ba-secretaria-municipal-de-saude.html. Acesso em: 8 jul. 2021.

SÃO PAULO. **Lei nº 10.241, de 17 de março de 1999**. Dispõe sobre os direitos dos usuários dos serviços e das ações de saúde no Estado e dá outras providências. Disponível em: https://www.al.sp.gov.br/repositorio/legislacao/lei/1999/lei-10241-17.03.1999.html. Acesso em: 7 jul. 2021.

SMITH J.; SWALLOW, V.; COYNE, I. Involving parents in managing their child's long-term condition: A concept synthesis of family-centered care and partnership-in-care. **J. Pediatr. Nurs**, v. 30, n. 1, p. 143-159, jan./fev. 2015.

SOBEST; SOBENDE. **Consenso NPUAP 2016:** classificação das lesões por pressão – adaptado culturalmente para o Brasil. São Paulo, 2016. Disponível em: https://sobest.com.br/wp-content/uploads/2020/10/CONSENSO-NPUAP-2016_traducao-SOBEST-SOBENDE.pdf. Acesso em: 8 jul. 2021.

SOCIEDADE BRASILEIRA DE PATOLOGIA CLÍNICA/MEDICINA LABORATORIAL. **Recomendações da Sociedade Brasileira de Patologia Clínica/Medicina Laboratorial para coleta de sangue venoso**. 2. ed. Barueri: Minha Editora, 2010.

SOCIEDADE BRASILEIRA DE PATOLOGIA CLÍNICA/MEDICINA LABORATORIAL. **Recomendações da Sociedade Brasileira de Patologia Clínica/Medicina Laboratorial (SBPC/ML):** coleta e preparo da amostra biológica. Barueri: Minha Editora, 2014. Disponível em: http://www.sbpc.org.br/upload/conteudo/livro_coleta_biologica2013.pdf. Acesso em: 8 jul. 2021.

SOUSA, F. A. Dor: o quinto sinal vital. **Revista Latino-americana de Enfermagem**, v. 10, n. 3, p. 446-7, jun. 2002.

WORLD HEALTH ORGANIZATION. **National cancer control programmes:** policies and managerial guidelines. 2. ed. Geneva: WHO, 2002. Disponível em: https://apps.who.int/iris/handle/10665/42494. Acesso em: 8 jul. 2021.

Índice geral

Administração de dieta por gastrostomia, 174

Administração de nutrição enteral, 173

Admissão, 40

Admissão do paciente, 41

Aferição da frequência respiratória, 87

Aferição de pressão arterial, 90

Aferição de temperatura, 82

Aferição do pulso, 85

Alta, 44

Alta do paciente, 45

Anotação de enfermagem, 37

Antissepsia cirúrgica das mãos, 67

Arrumação de cama, 103

Arrumação de cama aberta, 106

Arrumação de cama de operado, 107

Arrumação de cama fechada, 106

Arrumação de cama ocupada, 104

Aspiração de vias aéreas, 163

Avaliação da dor, 92

Banho de aspersão com o auxílio da cadeira higiênica, 96

Banho no leito, 97

Biossegurança e precauções nos serviços de saúde, 51

Cateter venoso central (CVC), 122

Cateter venoso periférico (CVP), 119

Cateteres venosos, 119

Cateteres vesicais, 125

Cateterismo retal, 133

Cateterismo vesical de alívio, 128

Cateterismo vesical de demora, 130

Cicatrização, 142

Classificação dos tipos de feridas, 141

Coleta de amostra (testes pré-transfusionais), 203

Coleta de exame de sangue, 186

Coleta de exame por escarro, 196

Coleta de exames de fezes, 189

Coleta para os exames de urina I e urocultura, 193

Colocação de luvas estéreis, 68

Comunicação em enfermagem e a relação de trabalho em equipes interdisciplinares, 33

Contenção mecânica, 115

Controle de glicemia capilar, 181

Cuidados com dispositivos, cateteres, sondas e drenos, 119

Cuidados de enfermagem, 204

Cuidados de enfermagem com a SNG, SNE, gastrostomia e jejunostomia, 176

Cuidados de enfermagem com a unidade do paciente, 23

Cuidados de enfermagem com cateteres venosos, 124

Cuidados de enfermagem em oxigenoterapia, 155

Cuidados paliativos: o cuidar de uma forma humanizada, 207

Cultura e metas internacionais de segurança do paciente, 27

Curativo de cateter venoso central, 123

Curativo de ferida operatória, 150

Curativos de lesões, feridas e estomas, 141

Dispositivos endotraqueais, 138

Dreno de tórax, 135

Drenos, 135

Elevador mecânico, 115

Equipamento de proteção individual - paramentação, 58

Equipamentos de proteção individual (EPIs), 51

Equipe de enfermagem, A, 34

Ergonomia ocupacional, 57

Escala de avaliação de dor em demência avançada – PAINAD-Br, 92

Escala de dor neonatal – NIPS, 93

Escala de faces, 93

Escala verbal numérica, 92

Estoma, 147

Evolução histórica, contribuições e inovações da enfermagem até os dias atuais, 9

Exames de coleta de secreções, 195

Exames de fezes, 189

Exames de imagem, 197

Exames de sangue, 184

Exames de urina, 191

Exames laboratoriais, 183

Exames laboratoriais e de imagem: procedimento de coleta de exames, punção venosa, posicionamento, preparo e cuidados de enfermagem, 183

Experiência do cliente, 40

Feridas, 141

Gastrostomia e jejunostomia, 177

Hemotransfusão: coleta de amostra, cuidados de enfermagem e reações pós-transfusionais, 199

Hidratação corporal e massagem de conforto, 102

Higiene antisséptica das mãos, 66

Higiene antisséptica das mãos com produto alcoólico, 66

Higiene corporal, 96

Higiene das mãos, 59

Higiene oral em adultos, 100

Higiene simples das mãos, 65

Higienização das mãos e medidas para prevenir a infecção hospitalar, 59

Hospitalização, 39

Hospitalização, experiência do cliente e atribuições da enfermagem na admissão, transferência e alta, 39

Humanização da assistência em saúde, 19

Inalação, 161

Inserção da sonda nasoenteral, 171

Inserção da sonda nasogástrica, 168

Instalação de cateter nasal tipo óculos, 160

Instalação de máscaras faciais, 161

Instalação (ou administração) de nutrição parenteral, 180

Irrigação vesical, 132

Lavagem intestinal (cateterismo retal), 134

Lesão por pressão, 143
Medidas antropométricas, tabelas, gráficos e registros, 73
Medidas de higiene e de conforto, 95
Medidas de precaução, 53
Mensuração de peso e altura, 76
Mensuração dos perímetros cefálicos (PC), abdominal (PA) e torácico (PT), 77
Mobilidade, transferência e contenção mecânica, 109
Monitoramento clínico e aferição dos sinais vitais, 79
Nutrição enteral, 166
Nutrição enteral e parenteral: cuidados de enfermagem, 165
Nutrição parenteral, 178
Passagem de plantão, 38
Pele, 141
Posicionamento no leito, 110
Prancha de transferência, 115
Preparação do corpo, 209
Pressão arterial, 88
Prevenção de acidentes com material biológico, 56
Procedimento(s), 41, 43, 45, 58, 65, 68, 76, 82, 85, 87, 90, 96, 104, 111, 112, 113, 116, 121, 123, 128, 134, 136, 150, 160, 168, 171, 174, 180, 187, 189, 193, 209
Prontuário, 35
Pulso, 83
Punção venosa com cateter sobre agulha (Jelco®, Abocath®, Introcan®), 121
Reação transfusional, 205
Referências, 211
Registro de enfermagem, 36
Resíduos de serviços de saúde (RSS), 54
Respiração, 85
Retirada de luvas, 71
Retirada de pontos, 151
Sistema ABO e Rh, 200
SNE (infusão de dieta e hidratação), 176
SNG (drenagem), 176
Sonda nasoenteral (SNE), 170
Sonda nasogástrica (SNG), 167

Temperatura corpórea, 80

Tipos de coberturas (curativos), 145

Transferência, 42

Transferência da cama para maca e vice-versa, 113

Transferência da cama para poltrona/cadeira de rodas/cadeira de banho, 112

Transferência do paciente, 43

Troca do selo d'água, 136

Urina de 24 horas, 194

Utilização de luvas, 68

Verificação da oximetria de pulso, 88